中公新書 2689

竹原徹郎著

肝臓のはなし

基礎知識から病への対処まで

中央公論新社刊

はじめに

自分の肝臓のことを、なんとなく心配している人は多いのではないでしょうか。

健康診断で血液検査をすると、成人男子の四～五人に一人の割合で、血清ALT値の異常が指摘されるといわれています。血清ALT値というのは肝機能検査における代表的な数値です。端的にいって、「異常」とは肝臓の細胞が通常より多く死んでいっていることを意味しています。体感では気づきませんが、肝臓が悲鳴を上げているような状態と考えていいでしょう。

そうした際に気をつけるべきことの一つは、肝炎ウイルスによる肝臓の病気です。従来、日本は肝炎ウイルスの感染が比較的多い国なのです。

もう一つは、生活習慣にともなう肝臓の病気です。アルコールの飲みすぎによる肝障害、栄養の摂り過ぎや肥満による脂肪肝が挙げられます。残念ながら、これらの病気も日本で急増しており、先ほど申しあげた、健康診断で引っかかるALT異常の大半はこれらによるものです。

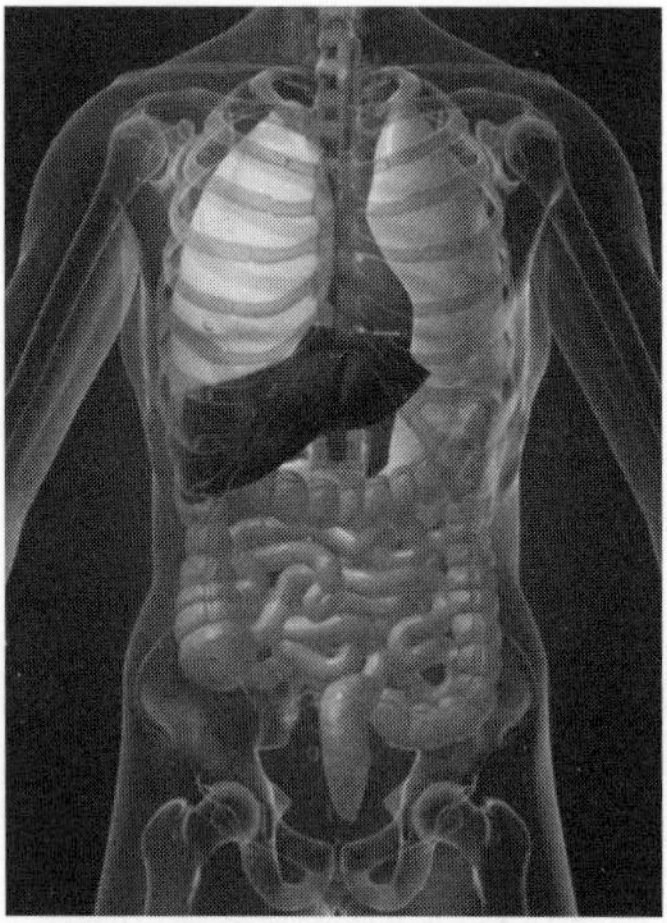

図1　肝臓は右わき腹の上にある

「飲酒を控えてください」「食事に気をつけてください」などと指導されますが、毎日の生活と習慣のことですから、あらためるのは簡単なことではありません。多少無茶をしても、「沈黙の臓器」ともいわれる肝臓がすぐに症状を出すことはありません。でも、なんとなく不安もある。だからこそ「肝臓が気になる」のではないでしょうか。

　そもそも、みなさんは、肝臓とはどんな臓器かご存じですか。心臓は血液を全身に配る臓器、肺は呼吸をする臓器（もっと正確にいえば、酸素と二酸化炭素を交換する臓器）、腎臓は尿をつくって水と電解質を排泄する臓器、消化管は食べ物が通過して栄養を吸収する臓器です。では、肝臓の働きは――？

　こう訊かれると、一言で答えにくいのではないでしょうか。「飲酒したら悪くなる」「脂肪が溜まる」「黄疸《おうだん》になるとからだが黄色くなる」「美味しいフォアグラのもとになる」（珍回答の部類？）などの答えが返ってくるかもしれませんが、働きについてはイマイチよくわかりません。

実は、「一言で答えろ」といわれると、私でも困ってしまいます。肝臓は、実に多様な働きをする臓器だからです。その特徴をあらわす言葉を探せば、「体内で最大の臓器」「再生する臓器」「代謝の中枢臓器」などが挙げられるでしょうか。

肝臓の病気を紹介し、その対処法を示す本は書店にたくさんあります。しかし、「肝臓そのもの」を広く知ってもらうことを目的にした書籍は案外ありません。

知ることは好きになることであり、好きになればこそ、大切にしようと思えるものです。そのようなきっかけになればと思い、私は『肝臓のはなし』を書くことにしました。歴史上に残るエピソードや、臓器としての特徴の話から、肝臓病と人類との闘いの顚末、肝臓を守るために心がけるべきことまで、本文中でたっぷりと説明します。肝臓のことをよく知らない方にこそ、手に取っていただけると幸いです。

目次　肝臓のはなし——基礎知識から病への対処まで

第7章　肝硬変の怖さ
肝不全と門脈圧亢進症

本文DTP・図版作成／ヤマダデザイン室

肝臓のはなし

基礎知識から病への対処まで

第1章

食べ物、占い、そして黄疸

人と肝臓の出合い

人は肝臓のことをいつごろから知っていたのでしょうか。そして、そのきっかけは何だったのでしょう。多分に想像も交えてということになりますが、それはかなり古い時代のことで、「食べ物」と「占い」を通じてではなかったかと思います。その理由を述べる前に、まずは肝臓の基本的な情報を紹介しておきます。

肝臓はどんな臓器か

肝臓は、動物の腹部を真ん中から縦に二つに切開したとき、目の前に飛び出してくる赤褐色の臓器です。今「動物」と大雑把な書き方をしましたが、もう少し正確にいうなら、肝臓は哺乳類、鳥類、両生類、爬虫類、魚類などの脊椎《せきつい》動物にしか存在しません。臓器は中身が詰まった「実質臓器」と管状の「管腔《かんくう》臓器」に分けられるのですが、肝臓は前者です。

中国には古くから五臓六腑《ごぞうろっぷ》という概念があり、そこでは「臓」が実質臓器、「腑」が管腔臓器を意味します。ちなみに五臓は心臓、肝臓、脾臓《ひぞう》、肺臓、腎臓《じんぞう》の五つ、六腑は胆嚢《たんのう》、胃、大腸、小腸、三焦《さんしょう》、膀胱《ぼうこう》の六つとされます（三焦が何のことなのかはよくわかっていません）。中国の三皇五帝の時代に、黄帝《こうてい》という伝説上の王がいました。実は彼は中国医学の祖とされています。漢代にまとめられた古典『黄帝内経《だいけい》』は、その教えを記したとする医学の理論書ですが、この中にすでに五臓六腑の記載があり、人間の健康と病気をつかさどる臓器として、これらの諸臓器が重視されていたことがわかります。

食料としての肝臓

先ほど古代中国の話をしましたが、よりさかのぼれば、人類は長らく狩猟採集生活をしていました。仕留めた動物を食べるわけですが、それらはとりわけタンパク質の供給源として重要だったと考えられます。人間の脳が大きくなったのはタンパク質をじゅうぶんに摂れるようになったからだという説もあるくらい、タンパク質は私たちにとって大切なものなのです。

食肉というと、私たちはまず動物の「筋肉」を想像しますが、狩猟採集生活をしていた人類の遺跡から手斧で割った動物の「骨」が出土している例もあり、したがって骨髄も重要な食料であったことが推察されます。肝臓を食べた痕跡が骨のように残ることはありませんが、先述のとおり、肝臓は腹部でも真っ先に目につく大きな臓器ですので、人類が先史の時代から貴重な栄養源として動物の肝臓を食べていたのではないかと考えるのも、不自然なことではないでしょう。

翻って現代の私たちも、動物の肝臓をさまざまなシチュエーションで食しています。もっとも有名なのがフォアグラではないでしょうか。ご存じのとおり、世界三大珍味——キャビア、フォアグラ、トリュフ——の一つです。つくるのに手間がかかる上、希少で、高級食材なのでそのように呼ばれるのでしょう。

フォアグラとはフランス語で「肥大した肝臓」を意味します。アヒルやガチョウに過剰な餌を強制的に与え、脂肪肝にしたものです。強制給餌がアヒルに苦痛を与えていると、動物愛護の観点からこれを非難する立場があるものの、伝統的なフランス料理の食材の一つとして濃厚な味が好まれています。古代ローマ人もガチョウの飼育をしていた記録があり、飼料を工夫して美味しい肝臓に仕立てて、これを食べていたといわれています。

日本人になじみの深い肝臓の食文化といえば、鳥よりも魚の肝《きも》かもしれません。「あん肝」という料理がありますね。あれはアンコウの肝臓です。タイやマグロの肝臓はあっさり

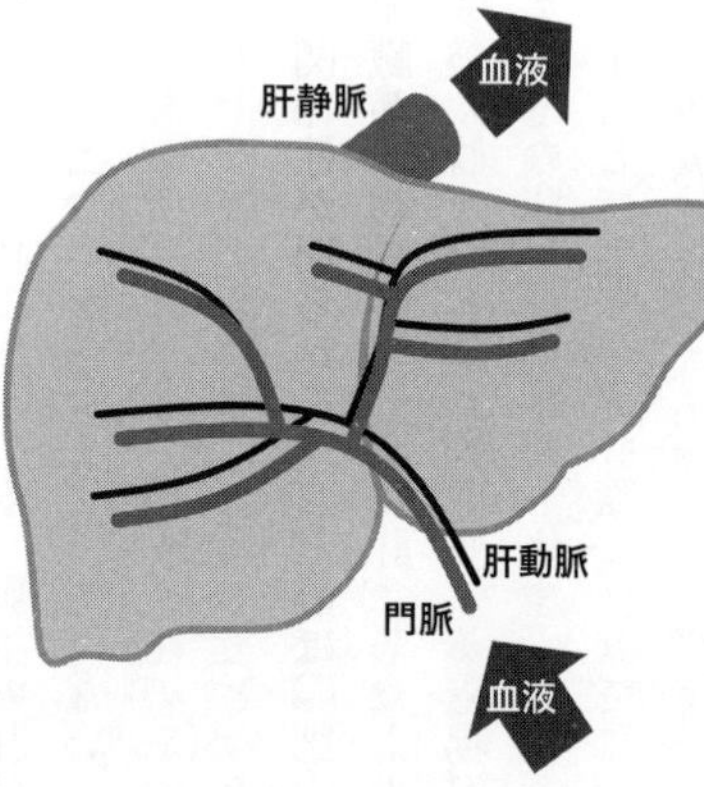

図2　肝臓は大量の血液が環流する臓器

としていますが、アンコウの肝臓は濃厚です。これも脂肪分が多いからです。ちなみにフグの肝臓は、テトロドトキシンという猛毒を含んでいるので要注意です。ふぐ肝は食べてはいけません。

その他に牛や豚も、その肝臓をレバーと称して食されています。レバーそのものとして食べることもありますし、レバーペーストとして利用されることもあります。

先に「肝臓は実質臓器」と紹介したように、肝臓には「肝細胞」と呼ばれる細胞がぎっしりと詰まっており、索状（縄や綱のような、ねじれて幅広長尺の状態）に並んでいます。その肝細胞の隙間には、大量の血液が流れています。細胞のかたまりですから、タンパク質が豊富で、かつ各種ビタミンや鉄分なども多く含んでいる栄養価の高い食材です。

コラム1

肝油

肝臓はビタミンAやB、D、葉酸などが多い臓器としてよく知られています。

ビタミンは食品中に含まれる健康にとって必須の微量の栄養素です。古くから人びとは、その欠乏症に苦しんできました。ビタミンA不足による夜盲症、ビタミンB_1不足による脚気、ビタミンC不足による壊血病、ビタミンD不足による骨軟化症などです。

その原因が微量栄養素の不足によることが知られるようになり、各種のビタミンとの関係性が明らかにされたのは、二〇世紀前半のことです。発見の過程で、動物や魚の肝臓がこれらの疾患の予防や治療に役立つことが広く知られるようになりました。また、いくつかのビタミンは肝臓から抽出される形で見つかっています。

その中でもっとも有名なものの一つがビタミンDです。産業革命の時代、ヨーロッパ都市部では栄養不良と日照不足が常態化するようになっていました。ヴィクトル・ユゴーが『ノートルダム・ド・パリ』を書いた一九世紀前半のことです。このころから、くる病の発生が問題になりはじめました。くる病は、成長期のビタミンD不足によって引

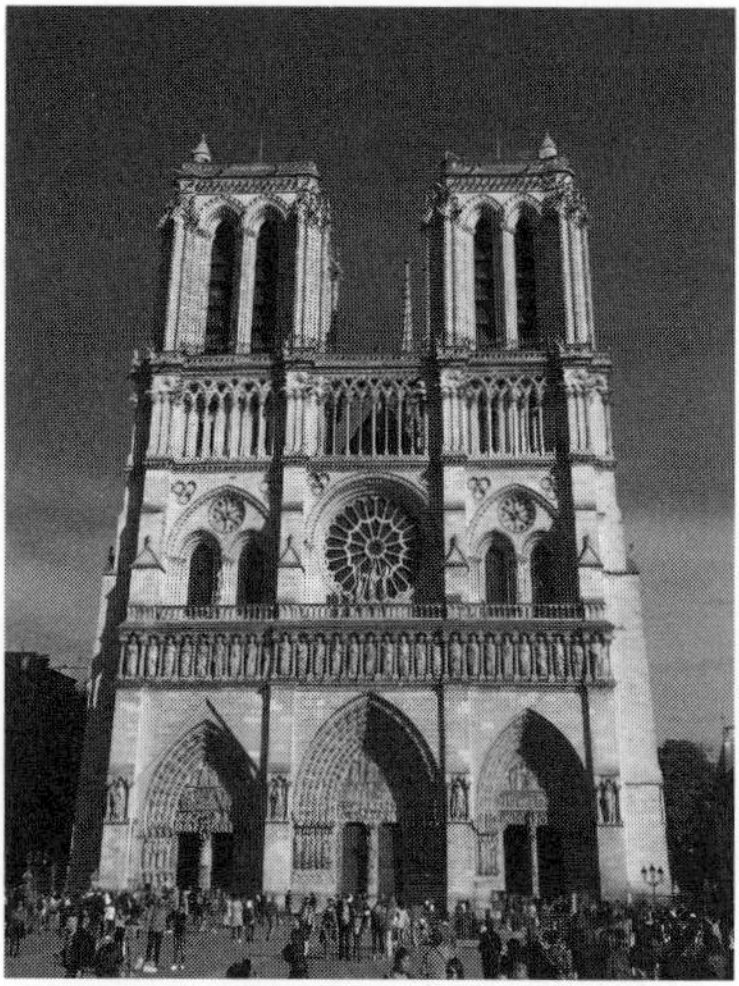

図3　焼失前のノートルダム寺院

き起こされ、体格の変形を起こす深刻な病気です。

アメリカ新大陸の高緯度地域に入植した人たちは、経験的にコッド（タラ）の肝臓がくる病発症の予防に有効であることを知っていました。そこで、タラ漁によって豊富に手に入るタラの肝臓を用いた油、コッド・リバー・オイルを製造する試みがカナダのニューファンドランド地方などでスタートします。やがてコッド・リバー・オイルは一大産業となり、学校での子どもたちへの集団投与も始まりました。

その後、一九二〇年代になって、米国の科学者エルマー・マッカラムが、コッド・リバーからビタミンDを抽出することに成功します。ちなみに彼は、動物実験に初めて小動物であるネズミを導入したことでも有名です。

日本でも明治時代に入ると、タラの肝臓の抽出油が、栄養補助食品「肝油」として大阪の道修町《どしょうまち》の会社から販売されました。戦後は肝油ドロップとして爆発的に売れた時期もあるので、ご存じの方も多いかと思います。タラの肝臓はビタミンAやビタミンDを豊富に含むので、当時のとり目（夜盲症）やくる病（骨軟化症）に有効だったわけです。最近は、日本人の栄養状態もよくなり、ビタミン不足が問題になることは少なくなっていますが、肝臓の食品としての優秀さを示す好例ということで、ご紹介しておきます。

占いと肝臓

食料としての肝臓の次は、占いと肝臓の関係を紹介したいと思います。

古代の社会では、戦いの前に吉凶を占うことや、あるいは恵みの雨が降るかどうかを天に聞くことが重要でした。祈りとともに執り行われた卜占《ぼくせん》には、地域によっていろいろな形態があります。

私たちにとって馴染み深いのは、中国の亀卜《きぼく》かもしれません。中国殷《いん》代に、私たちが日々使っている漢字の原形、甲骨文字が開発されました。殷代では、王が軍事など王朝の重要事項について、甲骨を用いた占卜を行っていました。これは、亀の甲羅に加熱した木片を押し当てて、ひびの入り方から吉凶や方角を占うというものです。甲骨文字は、その占いの結果を亀の甲に記録することを通じて、つくりあげられたものです。

一方、西アジアでは、古代バビロニアの時代から羊などの動物の腹部を開き、その肝臓の大きさや分葉の仕方、あるいは胆嚢の位置を見ることによって、占いを行っていたという記録が残されています。また、ヨーロッパでは、古代ギリシア・ローマ時代に、鳥の飛び方や鳴き声から吉凶、異変、天候などを占う鳥卜《ちょうぼく》が行われていましたが、もう一つの主要な占いが、やはり生贄《いけにえ》の動物の肝臓の色や分葉の仕方を見るというものでした。

動物の肝臓の様子を観察することによって、国家の重要事項を占い、決定したというのは驚きです。同じ動物であれば、もちろん肝臓の色も形も似ているのですが、そこにはわずかな違いがあります。そうした兆候を見つけて吉凶を占うのです。亀の甲羅も鳥の飛び方もそうですが、悪くいえば「何とでも解釈できる」、そんな占いだったのかもしれません。とはいえ、「鳥卜官」「臓卜師《ぞうぼくし》」という役職があったほどですから、占いによる意思決定は、ある程度の社会的信頼を勝ち得ていたと推測できます。

ちなみに鳥卜官というのは、古代エトルリアからの伝統を引き継ぐ古代ローマの官職ですが、やがてローマ特有の「最高神祇官」と呼ばれる官職も出てきます。共和政ローマでは、最高権力者である執政官でも、任期は一年、しかも権力が集中しないように二人を選ぶようにしていました。しかし、この最高神祇官だけはたった一人で、任期もありませんでした。カエサルは何度も連続して執政官になりましたが、キャリアのもとをたどれば、最初に最高神祇官に選ばれたことが大きかったようです。彼はこの立場を利用して、共和政ローマの世界でキャリアを駆け上ります。彼は実質上、共和政を終焉に導き、帝政の道を開きましたが、以後、最高神祇官の役割は、皇帝がこれを兼ねるようになります（ただし、初代皇帝アウグストゥス自身は自らを皇帝ではなく、元老院の中の「第一人者」と呼びましたが）。したがって実質上、カエサルは最後の最高神祇官を務めたことになります。合理的な現実主義者のように思われているカエサルですが、彼も肝臓による占いの結果には気を揉んでいたようです。スエトニウスが著した『ローマ皇帝伝』には、暗殺される当日、危険が迫っていると告げる臓卜師に対して、凶兆を覆すようなしるしを得るために自ら多くの動物を犠死させ、結局、吉兆を得られぬまま元老院に向かう彼の姿が描かれています。

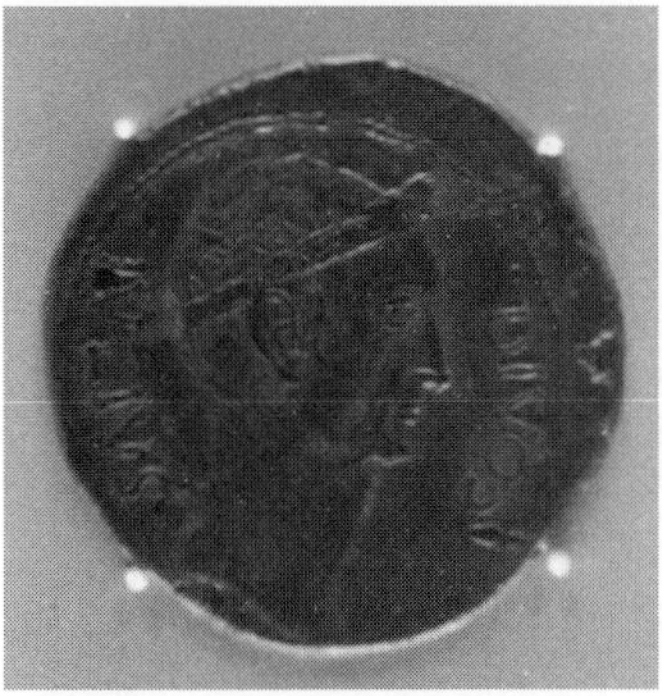

図4　ローマ時代のカエサルのコイン

コラム2

ピアチェンツァの肝臓

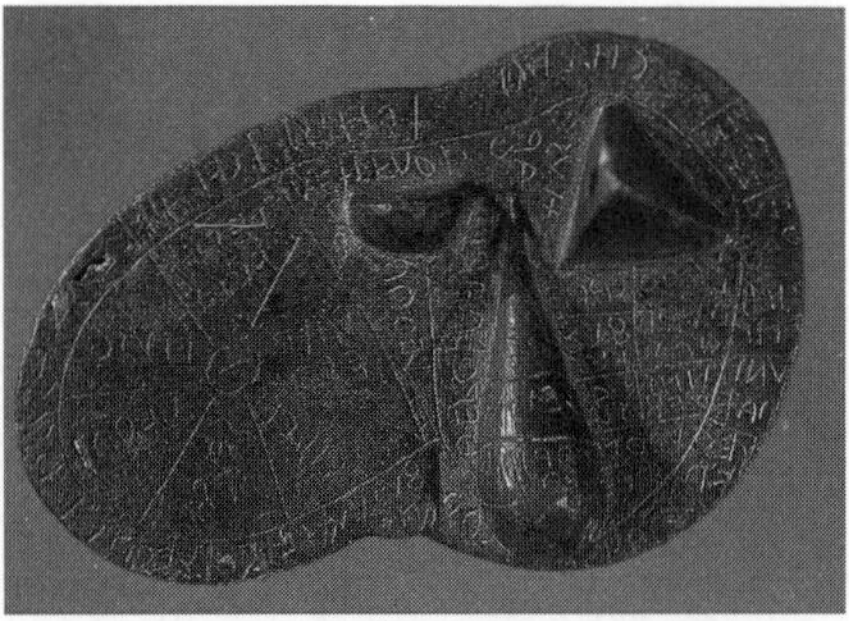

図5　ピアチェンツァの肝臓

一八七七年、北イタリアのピアチェンツァの近郊で「羊の肝臓」を模した青銅製の遺物が発見されました。これは、エトルリア人により鋳造されたものであると考えられています。エトルリアでは、臓卜師という貴族階級がいて、宗教や祭祀を独占し、代々これを伝えていました。彼らは生贄の動物の肝臓を見ることにより、神々の意志を知ろうとしました。ピアチェンツァから出土した肝臓模型は、この臓卜師たちが何らかの目的で使用していたものだと考えられます。

先述のとおり、肝臓は極めて大きく、お腹の中でも目立つ臓器です。動物の種類にもよりますが、だいたい体重の二、三パーセントを占めています。ヒトの場合は、成人男子で一五〇〇グラム、少し小さな女性の方で一二〇〇グラムくらいです。ヒトの脳のサイズが一四〇〇グラムくらいですから、生体内で最大の臓器の一つであることに異存はないでしょう。そのように大きく印象的な臓器なので、人類は古くからその存在を知っていて、食用としても、占いの道具としても重用していたのだと思います。

再生する臓器

さて、そんな肝臓ですが、他の臓器にはない驚くべき能力をもっています。それは「再生する」ということです。

重度の肝臓の病気をもつ患者さんに対して、生体肝移植という医療を行うことがあります。患者さんの家族や血縁関係にある人たちに肝臓の一部を提供してもらい、患者さんの肝臓を取り出して、代わりにこれを植えつけます。肝臓を提供する側をドナー、もらう側をレシピエントといいます。

ドナーの方の肝臓の一部を取り出しても大丈夫な理由は二つあります。一つは、肝臓のもつ「予備能」と呼ばれるものです。たとえば一五〇〇グラムのうち、だいたい三分の一があれば、肝臓はその機能を果たすことができます。もう一つが肝臓の「再生能」です。三分の一に減ったとしても、数か月もすると、肝臓は元の大きさに戻るのです。

人間のからだの中で、このような能力をもっている臓器はあまりありません。脳の一部を失えばたいへんなことになりますし、また、心臓も肺も腎臓も、そんなに簡単には再生しません。再生といえばトカゲの尻尾が有名ですが、肝臓はトカゲの尻尾のように、元の大きさに戻り、そしてそれ以上は大きくならないのです。これはたいへん不思議な現象です。

実験医学の領域では、一九三一年にヒギンズとアンダーソンが、ネズミの肝臓を三分の二ほど切除した際の肝再生現象を報告したことが知られています。ただ、人類は「肝臓が再生する」という事実を、案外古くから知っていたのではないかといわれています。なぜなら、ギリシア神話に肝臓の再生を思わせる言い伝えがあるからです。それは次のようなものです。

「先見の明」があるプロメテウスは、人間に火を与えようとしました。しかし、このことがゼウスの怒りを買うことになります。プロメテウスは捕らえられ、コーカサスの山の頂に鎖でつながれます。そして夜になると、巨大な禿鷹がプロメテウスのお腹の肝臓を啄《ついば》んでいきます。太陽が昇ると禿鷹は去りますが、また夜になると現れます。啄まれた肝臓は、日中のあいだに再生するので、プロメテウスの苦しみは永遠に続く——というお話です。

プロメテウスが囚われ、山の頂で肝臓を啄まれるという話は、ヨーロッパの古代の遺物や近代の絵画や彫刻のモチーフとしてしばしば用いられています。なぜ古代ギリシアの人たちが「肝臓が再生する」という事実を知っていたのかは不明ですが、もしかしたら生贄の肝臓の観察から、そのことを知るようになったのかもしれません。

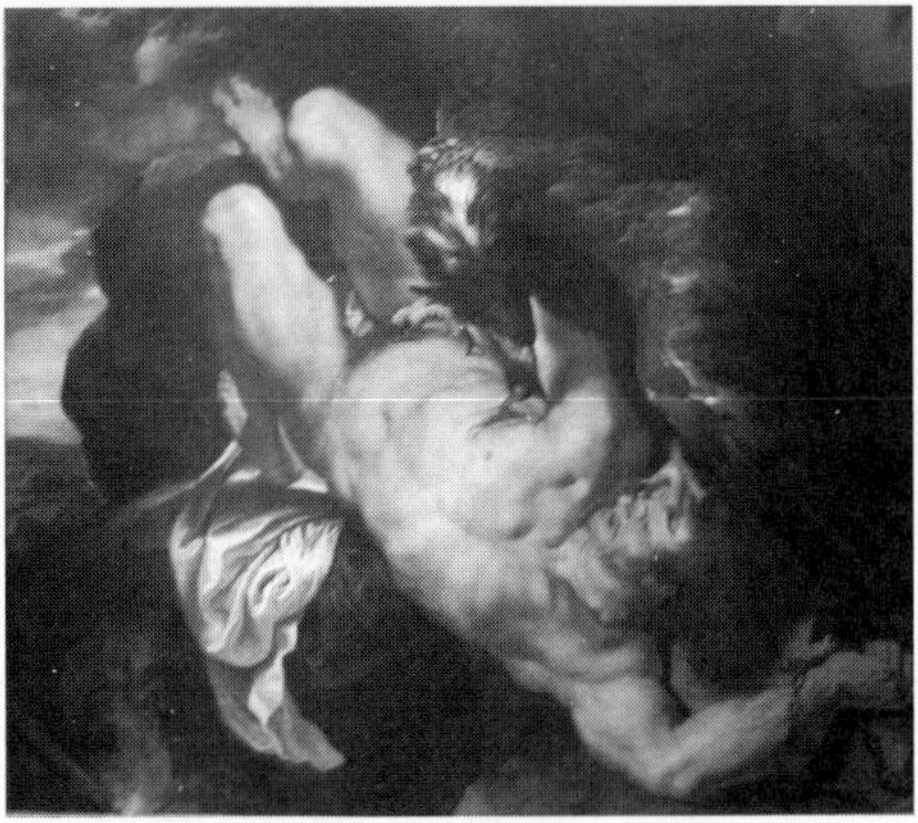

図6　ルーベンス　「縛られたプロメテウス」

医聖ヒポクラテス

さて、人と肝臓の出合いについて、続いては肝臓病の典型的な症状である「黄疸」の視点から考えてみたいと思います。黄疸は、古代中国や古代バビロニアでも知られていたようですが、ギリシア・ローマの時代になると、しっかりした記述として残されるようになります。

先ほど、古代の祭祀と占いについて、「何とでも解釈できる」などとひどいことを書きましたが、実は医学や医療の原型である医術は、祭祀や占いから始まったともいわれています。突如襲ってくる病気や外傷は、災厄のうち「厄」にあたります。これは、いつの時代でも人間の苦悩の本質の一つでした。なんとかして、病気から回復し、外傷を克服することは、人びとの願いだったのです。しかし、古代を生きた多くの人たちにとって、それは叶えることのできない願いでした。わずかに、限られた人たち――王族や貴族たち――に対してのみ、病に倒れたときに祈禱師たちが神殿で平癒を念じ、占いを行いました。祈禱師たちは単に祈り、占っただけではなく、何らかの薬草のようなものを儀式の一環として処方することもあったともいわれています。近現代になっても、伝統的な生活を維持する部族の中には、シャーマンやメディシン・マンと呼ばれる医療者を兼ねた宗教的指導者がいることも多いです。

やがて裕福な人たちは、病気になったとき、病を癒すために祈禱師やいわゆる「医師」たちを自宅に招くようになります。医師も昔は旅人であり、いろいろな地方を訪れ、乞われるままに医術を施したのです。

このような医師の原型に、ギリシアのヒポクラテスがいます。彼はソクラテスとほぼ同時代の人で、アテネとスパルタが覇権を争って戦っていたペロポネソス戦争の時代を生きた人です。小アジアの西に浮かぶコス島の出身で、医術を行う神官の家系に生まれ、生涯にわたって旅をし、病人を診て歩きました。九〇歳前後まで生きたと伝えられています。

ヒポクラテスは、病気の原因を超自然的なもの——祟りや呪いや運命——に求めるのではなく、自然の中に探そうとしました。患者のおかれている生活環境や食事を起点とし、そもそもの病気の発端や経過を探り、そしてそれを元に患者の予後を予測することで、少々の養生訓を処方しました。彼は積極的な治療は行わず、患者の自然治癒力に多くを頼りました。実際、当時は有効な治療法は限られていたでしょう。しかし、「病人を観察する」という彼の姿勢は、臨床を重視したものとして、古代から「医聖」として崇められました。当時、多くのソフィストたちが弁術巧みに訴えていたような、根拠のない主義主張としての医学ではなく、「経験」を重視したのです。

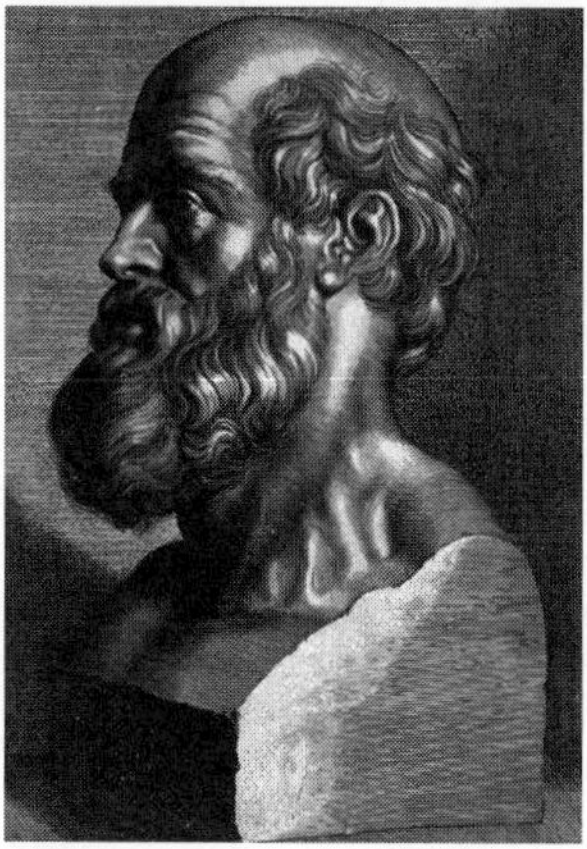
図7　ルーベンス　「コス島のヒポクラテス」

ヒポクラテスは「医の倫理」を文書化した人でもあり、今でも「ヒポクラテスの誓い」として知られています。また、「芸術は長く、人生は短し」という言葉も有名です。この言葉は「医術の道は長く、修行するには人生は短い」とも読めますし、あるいは「人の命は有限だが、成しえた成果は長く残る」とも読めます。

ヒポクラテスは、当時のギリシアの哲人たちの書物がほとんど散逸している中で、例外的に多くの書物が残っています。ただ、ヒポクラテス自身が記したものは、おそらくその中のごく限られた一部だろうと考えられており、多くはヒポクラテスの死後、彼を尊敬する名もない医師たちが書き足したものだろうといわれています。そうしたものの中に『流行病』という著作があり、これは彼自身が記したと推測されています。彼がタソス島を訪れた三年間に経験した、多数の患者の病状と経過が詳述されているからです。この書物の中に、黄疸の記述があります。

黄疸とは何か

その話をする前に、少し黄疸の解説をしておきます。

黄疸とは、からだが黄色くなる状態です。からだの表面から見ても、皮膚や眼球結膜（目の白目の部分です）が黄色く染まるのですぐにわかります。実際は、からだの内部を流れる血液や粘膜、尿も黄色くなっているのです。

この「黄色」を生じさせるのは、ビリルビンという色素です。これは、私たちの血液中で酸素を運んでいる細胞（赤血球）の中のヘモグロビン由来の老廃物です。私たちの血液が赤いのは、ヘモグロビンの中にあるヘムという色素のせいなのですが、赤血球がその寿命を終

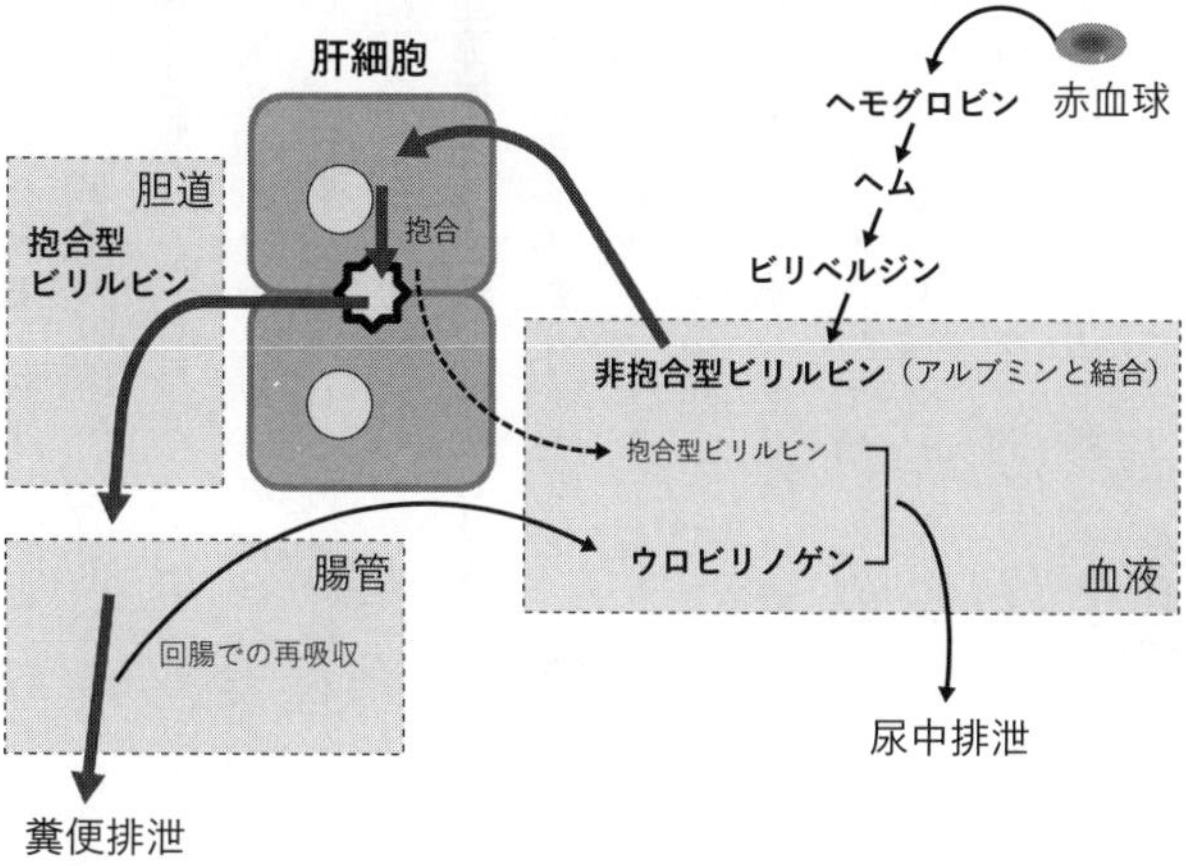

図8　ビリルビン代謝

えると——赤血球の寿命は比較的長く一二〇日ほどです——主に脾臓で破壊され、ヘムは黄色の色素ビリルビンに変換されます。

このビリルビンは水に溶けないので、血液の中のタンパク質（アルブミン）とくっついて肝臓に運ばれます。肝臓は、水に溶けないビリルビンを水に溶ける形にして（「抱合」といいます）、胆管に流し出します。水溶性のビリルビンは「胆汁」という分泌液の一部として、胆道を通って十二指腸から消化管に排泄されます。私たちの便が茶色い色をしているのは、実はこのビリルビンの色に由来しているということをご存じでしたでしょうか。

黄疸は、一つには赤血球の破壊が過剰に生じた際に起こります。生まれたての赤ちゃんに見られる「新生児黄疸」はこれにあたります。もちろん肝臓の病気でも起こります。他にも、胆汁が胆道から消化管にうまく排泄されないときにも生じます（代表的なものが「閉塞性黄疸」）。これらは、先ほどのビリルビンの処理の過程を考えるとわかりやすいでしょう。肝臓で処理される前のステップでも、肝臓の中でも、そして肝臓を通過したあとのステップでも、異常が起こると黄疸になるのです。

直接ビリルビンと間接ビリルビン

血液検査の結果を見ると、「総ビリルビン」という項目とともに、「直接ビリルビン」あるいは「間接ビリルビン」という項目があることに気づかれるかもしれません。黄疸というのは、ビリルビンが溜まってからだが黄色くなった状態ですから、当然、総ビリルビン値の上昇が見られます。正常値は概《おおむ》ね一デシリットル当たり一ミリグラム（1mg／dL）です。2mg／dLを超えるとやや高いと判断しますが、皮膚やまぶたの裏の結膜を見て黄疸があると認識できるのは、3mg／dL以上になってからです。

直接ビリルビンと間接ビリルビンの違いは、測定の仕方によります。実は血清中でそのまま生化学的な方法で測定できるビリルビンは、水に溶けるビリルビンだけです。直接測れるビリルビンなので、これを直接ビリルビンと呼びます（水溶性ビリルビン、抱合型ビリルビン

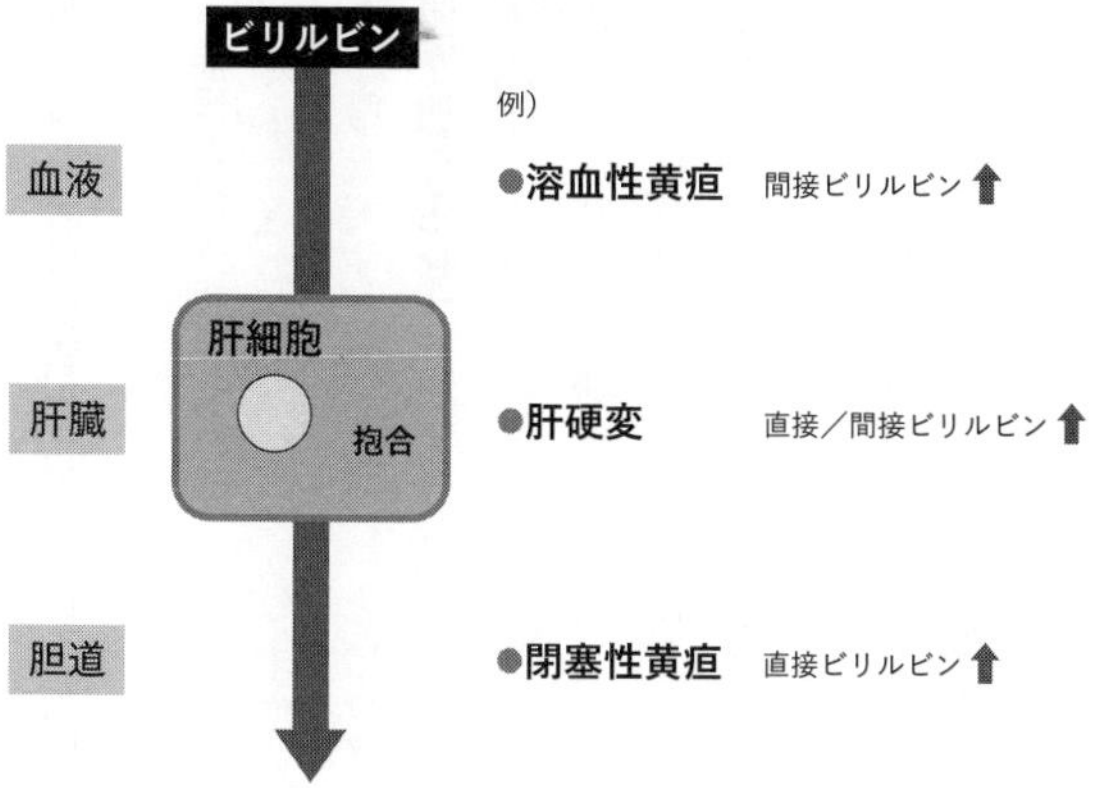

図9　黄疸の分類
上昇しやすいビリルビンの種類を矢印で表示

とも）。水に溶けないビリルビンは、「可溶化」と呼ばれる、水に溶けるようにするための処理をしないと測れません。可溶化のあとに測定されるビリルビンの全量（総ビリルビン）から直接ビリルビンの値を引き、間接的に計算したものを間接ビリルビンと呼びます（非抱合型ビリルビン）。

正常な状態では、直接ビリルビンより間接ビリルビンのほうが多いのが普通です。赤血球が壊れるタイプの黄疸を総称して溶血性黄疸と呼びますが、この場合、間接ビリルビンがさらに増加します。

一方、肝臓の病気による黄疸や胆道の閉塞によるものでは、直接ビリルビンが多くなります（ただし、肝障害が極めて重篤な場合は、肝細胞での抱合が行われなくなり、間接ビリルビンが多くなることもあります）。血中のビリルビンは、疾患ではなく体質で上昇することもあり、これは体質性黄疸といって区別します。

症候と疾患

黄疸というのは、もちろん自分で気づくこともありますが、周りの人たちが見ただけでわかる徴候です。今「徴候」という言葉を使いましたが、大事なポイントなので、もう少し説明を加えさせてください。

医学——詳しくいえば医学の中の「診断学」という領域——では、患者さんが自覚するものを「症状」、客観的に認識できるものを「徴候」といって区別しています。たとえば頭痛などの症状は患者さん自身にしかわからないものなので、どんなに痛いのかを他人がわかってあげることはなかなかできません。それに対して、黄疸は徴候なので客観的にとらえられます。

こうした症状や徴候（両者をあわせて症候）ですが、実は病気のことを指すわけではありません。「そうはいっても、頭痛も黄疸も病気なのでは」と思われるかもしれませんが、医学では「症候は病気（疾患）から生じるもので、病気そのものではない」と考えるのです。頭痛をまた例に挙げると、頭の痛みは風邪でも生じますが、脳腫瘍でも出てきます。そこで、医者にとっては頭痛という症状のことよりも、「風邪である」あるいは「脳腫瘍である」と診断することのほうが重要になります。なぜなら対処法が大きく異なるからです。

黄疸も同様です。先ほど、黄疸は大きく分けて三つの原因で生じるといいましたが、さらに細かく分けることも可能です。一口に肝臓が原因で起こる黄疸といっても、急性の肝臓の病気のこともあれば、慢性の肝臓の病気のこともあります。それぞれの原因となる「疾患」を診断することが重要です。いわば、症候は「病気を診断するための糸口」なのです。

ただし、ややこしくなるのですが、このような「症候」と「疾患」の区別も、実はそんなに絶対的なものではありません。病気の原因を真に理解するためには、医学が進歩しなければならないからです。

先に挙げたヒポクラテスの時代は、「熱病」というものが深刻な病気でした。いわく、健康な人に突然高熱が起こり、生死の境をさまよう。ある人は回復し、ある人はあっけなく亡くなったといいます。当時は、細かい原因はわかりませんでした。いまでこそ、アレクサンダー大王が若くして命を落としたのはマラリヤ、奈良時代の天平《てんぴょう》年間に栄華を誇った藤原四兄弟が相次いで命を落としたのは天然痘だと考えられていますが、古代においてはそのような区別は存在しませんでした。熱病というのも、発熱という単なる症候ではなく、当時は立派な「病気」だったのです。

ヒポクラテスの黄疸

なぜヒポクラテスの話題の途中でこのようなことを長々とお話ししたかというと、黄疸が長いあいだ、やはり「病気」だと考えられていたからです。

ヒポクラテスは「黄疸」を呈する患者のことを、たびたび記載しています。『流行病 第一巻』の中では、春のはじめに発熱が始まり、発病後六日目に「黄疸」をきたした患者の記載があります。青年や壮年は健康を回復するのですが、老人はしばしば死亡したと書かれています。

興味深いのは、ヒポクラテスが、「治癒するか、死亡するか」という分かれ目を鼻血の有無と結びつけていることです。鼻からの出血を起こすもの（青年と壮年にしばしば見られるとしています）は生還し、鼻出血を起こさないもの（老人）は死亡するというのです。これは、後述するように、「病気を体液で理解する」というヒポクラテスの思想によるものでしょう。黄疸を起こす疾患も、「体液の過剰」による病気と理解していたようです。

このとき流行した黄疸を引き起こす疾患が何だったのか、確実なことはいえませんが、春先に「流行病」として流行ったことを考えると、ウイルス性の肝炎である可能性が高いと思います（肝炎の詳細については後述）。いろいろなウイルス肝炎の可能性が考えられますが、たとえばA型肝炎は、現代の日本でも魚介類の生食を介して、春先に流行します。また、衛生環境が現代と異なる古代においては、患者の糞便由来のA型肝炎ウィルスに汚染された水を介して広がることもあったことでしょう。

ヒポクラテスは、さらに『流行病　第三巻』の中で、アブデラのアポロニオスなる人物のことを記しています。アポロニオスは、肝臓のあたりに長いあいだ習慣的な痛みがあったのですが、やがて黄疸が出てきて発熱し、最後には乱心して死亡したと記載しています。彼は、体調がすぐれないのに、肉を食べたり牛乳を飲んだりして、症状をますます悪くしたとも記載しています。これは、胆石痛と総胆管結石による閉塞性黄疸から胆道感染が起こり、敗血症の末に死亡するという一連のプロセスと考えられます。肉や牛乳で症状が悪くなったというのは、脂肪分を摂取したり、大食いをして、ますます胆石発作を悪くしたからではないかと推察されます。

四体液説と黄疸

ヒポクラテスの『人間の自然性について』という書物には、「病気は体液の異常によって起こる」と記載されています。このヒポクラテスの考えは、以降、多くの医療者たちに引き継がれていきました。ヒポクラテスに加え、古代を生きた多くの名もなき医師たちが、さらに多くの患者を観察した結果、そのような「思想」が熟成されていったのでしょう。この体液説を四体液説として完成させたのが、後述するローマのガレノスです。

四体液説というのは、四つの体液——粘液、血液、黄胆汁、黒胆汁——のバランスのもとに人の健康は維持されていて、病気はその均衡の破綻によって生じるという考え方です。したがって、過剰な体液を体外に排泄することが治癒につながると考えられました。中世では、いろいろな病気に対して、瀉血《しゃけつ》（静脈から血を抜くこと）や下剤・催吐剤の投与が医療として頻繁に行われましたが、これはそうした考え方から来るものです。

ところで、四体液説のうち、粘液、血液、胆汁という分け方は合点がいくものの、胆汁を黄胆汁と黒胆汁に分けた理由はよくわかっていません。

胆汁というのは、肝臓がつくる外分泌液で、胆汁酸が主成分です。他に、先ほど紹介した水に溶けるビリルビンや、コレステロールなども含んでいます。胆汁は、肝細胞によってつくられ、胆管に排出されます。そして胆管の途中にある胆嚢というところでいったん蓄えられ、濃縮されます。食事の刺激が入ると、胆嚢が収縮して、濃縮された胆汁が十二指腸に排泄されることになります。

胆汁を実際に見ると、透明できれいな黄色をしています。ビリルビンの色です。まさに「黄胆汁」といったイメージそのものです。対して、胆汁が濃縮されたり、感染を起こしたりすると黒くなるので、そのようなものを「黒胆汁」と呼んでいたのかもしれません。また、当時のギリシアでは、エンペドクレスが四大元素とした空気・水・火・土のように、四という数字に何か神聖なものを感じていたようです。そのため、胆汁をあえて二種類に分類したのかもしれません。

ヒポクラテス自身は、解剖をしなかったと考えられますが、ギリシア・ローマの人たちは、生贄の動物のお腹を開けたりしていましたから、薄い胆汁や濃い胆汁の存在を知っていた可能性もありそうです。

カッパドキアのアレタイオス

ヒポクラテスより六〇〇年ほど下った二世紀のローマ時代を生きたアレタイオスも、ヒポクラテスの伝統にしたがって、臨床の観察を大切にした人です。アレタイオスは急性疾患や慢性疾患についての詳しい記述を数多く残していますが、その中には、黄疸を肝臓と結びつける記録もあります。

古代を通じて、黄疸は「黒胆汁」の蓄積によるものであると考えられるようになっていったようです。黒胆汁が肝臓に溜まることにより、正常な肝臓で産生されるところの黄胆汁の流れを妨げ、血液中に漏れ出した黄胆汁がからだのそこかしこにあふれ出すという考え方です。

これは、現代の医学にくらべればやや拙い理屈かもしれませんが、肝臓の悪化によりビリルビンが肝細胞からうまく排出されずに血液中にあふれ出すという、一般的に知られている肝性黄疸のメカニズムにイメージとしては近く、当たらずとも遠からずといえるでしょう。

アレタイオス自身は、黄疸をきたす疾患では胆汁の蓄積による味覚障害が発生し、食欲が低下すると述べています。さらに、患者は出血傾向を呈するが、これは一つには門脈（胃・小腸・大腸・膵臓《すいぞう》・脾臓などの臓器から出て肝臓に入っていく血管）の周囲の血管が拡張するため、二つには肝臓の栄養をつかさどる機能に障害が生じ、血液や黄胆汁の正常な生成が阻害されるためであると説明しています。

急性のウイルス肝炎では、食欲不振と味覚障害は初期によく観察される症状です。肝炎が重症化すると、出血傾向を呈するようになります。つまり、アレタイオスの記述は、ヒポクラテスのもの同様、古代のウイルス肝炎に関するものではないかと考えられるのです。

アレタイオスは、肝臓で栄養が育まれ、血液や胆汁がつくられるという考え方をしていました。肝臓が栄養の源であり、これが阻害されれば出血傾向が生じるというのは、現代の視点からも正しいです。重度の肝障害の際に出血傾向が現れるのは、肝臓が血液凝固の因子をつくりだせなくなるためなのです。

肝炎とは何か

ここまで、ヒポクラテスが記載し、アレタイオスが肝臓と結びつけた、黄疸を引き起こす「疾患」について見てきました。すでに述べたとおり、これは実のところ「肝炎」の古代的記述なのだと考えられます。

肝炎といえば、漠然と「肝臓に炎症が起こっている状態」と認識している方も多いと思われます。肺炎という言葉もあるし、扁桃腺炎《へんとうせんえん》という言葉もよく耳にします。何か、細菌のような病原体に感染して、膿《うみ》が溜まり、熱をもっている状態、そんなイメージをもっているのではないでしょうか。

たしかに肝臓にも、細菌性肺炎のように細菌が感染することはあります。しかし実は、これは「肝膿瘍」と呼ばれていて、まったく別の疾患に分類されます。肝炎は、太り過ぎによる脂肪肝や免疫の異常で発生することもあります。肝炎が「何かに感染することによって引き起こされるもの」だというイメージをもっているとしたら、ぜひこの機会にあらためていただきたいと思います。

肝炎とは、端的にいうと「肝細胞の死」です。肝細胞が傷つき、死んでいくことを肝炎と呼んでいると考えて、まず間違いないでしょう。肝細胞が死に至る「引き鉄《がね》」を炎症細胞が引くこともありますし、肝細胞の死によって炎症細胞が引き寄せられる場合もあります。これを医学用語で「浸潤《しんじゅん》」といいます。細胞の死と炎症細胞の浸潤は、同時に観察されます。

肝炎が六か月以内で治まる場合を急性肝炎、それ以上持続する場合を慢性肝炎と呼びます。一般に、慢性肝炎は症状が出ることが少ないので、ヒポクラテスやアレタイオスの時代には気づかれることはなかったでしょう。

急性肝炎は、全身倦怠感や食欲不振などの症状をともなって発症します。味覚異常を自覚したり、発熱することもあります。これらは、私たちが風邪をひいたときによく経験する症状ですから、軽症でそのうち具合がよくなってしまえば、肝臓の病気だとは気づかないかもしれません。

もう少し肝炎が強い場合には、黄疸が出てきます。ただし、通常の急性肝炎の場合は、黄疸が出てくるころには肝炎はむしろ沈静化してきて、元気になっていきます。患者さんのからだが黄色くなっているにもかかわらず、むしろ元気になるという現象は不思議に思われるかもしれませんが、これが肝炎からの回復の兆候なのです。反対に、黄色くなってしかも元気がないというのは、重症肝炎の兆候で注意が必要です。

また、急性肝炎は約一パーセントの頻度で、劇症肝炎に移行します。劇症肝炎というのは、急性肝炎が重症化して肝不全になり、肝性脳症を呈する重篤な疾患です。急性肝炎発症後には、幸い自然に肝炎の症状がなくなったとしても、それが慢性化していることもありますから、注意が必要です。慢性肝炎になっても症状はありませんから、血液検査などをしないと、治ったか治っていないかはわかりません。

急性肝炎という病態は、原因が何であるかを問いません。そのため、急性肝炎という診断が下っても、なおも原因を考えていかなければならないのです。原因次第で、慢性化しやすいかどうかも違いますし、治療法も異なってきます。

ともかく、肝炎はすべての肝疾患の起点になる重要な病態です。そのことは、本書を最後まで読んでいただければ、じゅうぶん納得していただけるでしょう。

コラム3

血清ALT値

健康診断でよく異常が指摘される血清ALT値について説明しておきたいと思います。ALTというのは、「アラニンアミノトランスフェラーゼ」の頭文字をとったものです。「アラニン」というのは、私たちのからだをつくりあげている二〇種類のアミノ酸のうちの一つです。構造的にはもっとも単純なアミノ酸の一つに挙げられます。次の「アミノ」とは、アミノ基のことで、有機物の中の窒素を含んだ分子構造のことです。有機物同士が反応する際に、一つのかたまりとして働くので「官能基」ともいわれます。末尾の「トランスフェラーゼ」というのは「交換を促進するもの」という程度の意味で、ここでは酵素にあたります。すなわち、ALTとは「アミノ酸を特徴づけるアミノ基という官能基を分子間でやりとりする酵素」を意味します。なかなか難解な定義なのですが、要するに生体内の化学反応を促進するタンパク質の一種だと考えてください。

ALTが肝臓の検査に頻繁に登場するのは、これが肝細胞の「死」を反映する極めて簡便な指標だからです。ALTは肝細胞にとりわけ多く存在します。そして、肝細胞が何らかの原因で死んでいくと、それが細胞から血液中に漏れてきます。ALTは酵素ですから、その活性を測ってあげることで、そのときどれだけの肝細胞が死んだのか、その量を推定することができます。「はじめに」でも触れたように、「ALTが高い」という現象は、ただごとではないのです。

第2章

歴史の中の肝臓

「肝臓の構造」はいかに記述されてきたか

医学部の学生が習う基礎科目の一つに「解剖学」というものがあります。人体の臓器の場所や種類、構造などを学びます。顕微鏡を使って、微細な構造をあつかう領域を「組織学」ということもあります。のちに紹介するベルナールは、医学を「解剖学」「生理学」「治療学」の三つに分けていますが、いずれにしても「解剖学」というのは、医学の基礎の基礎ということになります。医学が進歩するためには、解剖学の知識が必要です。からだを理解しその不具合に対処するためには、問題が起きている場、すなわち「構造」の理解が必須だからです。

ガレノスの三大内臓・三大脈管説

前章で、ちらっとローマのガレノスの話をしました。彼は、動物の解剖を積極的に行った人物として有名です。時には生体解剖も行っており、脊髄や神経をさまざまな場所で切断して、神経が運動と感覚をつかさどる経路であることを示しています。

解剖の歴史は古く、ガレノス以前にも、ヘレニズム時代のエジプトでヘロフィロスとエラシストラトスが史上初めて人体解剖をした記録が残っています。小アジアの都市カルケドン出身のヘロフィロスと、ケオス島出身のエラシストラトスは、プトレマイオス朝治世下のアレクサンドリアに招かれ、ギリシア人医師として活躍しました。古代エジプトで解剖の記録が残っているのは、もともとミイラの作成など、死体をあつかう特殊な風習があったからかもしれません。

ガレノスは、小アジアのペルガモン出身で、五賢帝最後のマルクス・アウレリウスの時代のローマで活躍した人です。青年時代には、アレクサンドリアを訪れて医学の勉強をしています。このころには、アレクサンドリアは医学の先進地帯になっていたのです。ガレノス自身は人体解剖をしませんでしたが、動物の解剖を通じて、からだのしくみについて深い洞察をしました。彼は、「四体液説」も含めて、ギリシア・ローマの医学を集大成し、中世を超えて近代にまで大きな影響を与えました。

ガレノスは膨大な著作を残しました。その主著の一つ『身体諸部分の用途について』の中で、次のようなことを書いています。

腹部では肝臓、胸部では心臓、頭部では脳が主要な臓器である。肝臓からは静脈、心臓からは動脈、脳からは神経が出ており、それぞれ、静脈血、動脈血、動物的精気を送り出している。静脈からは栄養と成長の能力が、動脈からは暖気と活動が、神経からは感覚と運動が伝達される。

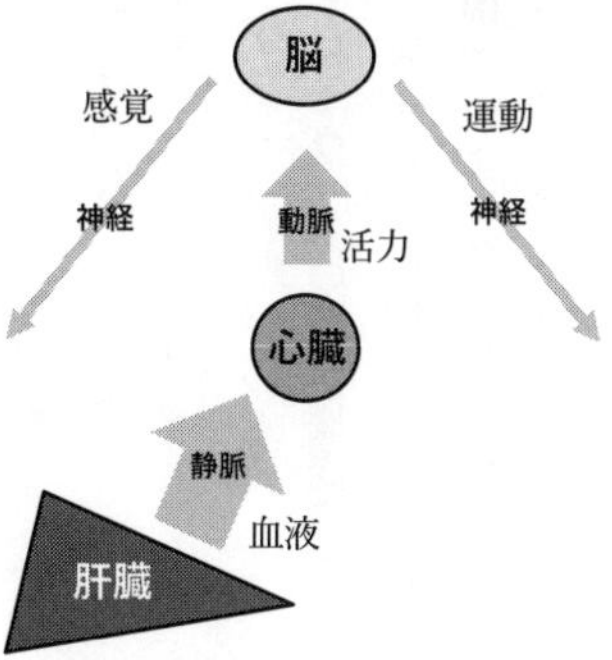

図10　ガレノスの三大臓器とその役割

三大内臓と三大脈管からなる、壮大で美しい理論です。ガレノスは、消化管と肝臓をつなぐ門脈も詳しく観察しています。その上で、血液は消化管からの栄養素をもとに肝臓でつくられ、静脈から心臓に送られる、そして心臓で動的活力が注入され、それが脳に行き渡った結果、精神的精気として神経を駆けめぐると考えました。ガレノスは、生体システムの起点になる臓器として、肝臓を重視しています。

その後、ガレノスの理論は、一六二八年に英国のウィリアム・ハーヴィーの研究によって否定されることになります。逆にいえば、この理論は一四〇〇年以上にわたって、医学の基本として信じられてきたのです。

ハーヴィーの血液循環論

ハーヴィーは、一六二八年の著書『動物の心臓ならびに血液の運動に関する解剖学的研究』によって「血液循環論」を打ち立てました。血液を送り出すポンプとしての心臓の役割、そして心臓から動脈に血液が送り出され、各臓器を経由したのち、静脈から心臓に還るというメカニズムを明らかにしたのです。「動脈血」は酸素や養分を豊富に含んで、心臓から全身の臓器に運ばれ、「静脈血」は全身から出た二酸化炭素や老廃物を含んで、心臓まで運ばれます。

ハーヴィーが理論の前提にしたのは、計量的な違和感でした。つまり、心臓が一分間に送り出す血液の量は計算すると五リットルにもなり、これはガレノスが肝臓でつくられるとする血液の量では説明できないと考えたのです（事実、肝臓に出入りする血液の量は一分間当たり一リットルほどです）。

イタリアではガリレオ、ドイツではケプラーが活躍していたこのころ、思考は「数量化」

の時代に入っていました。しかし、ハーヴィーは、動脈と静脈が、各臓器の中でどのような関係にあるのかまでは説明することができませんでした。動脈と静脈をつなぐ「毛細血管」の発見は、一六六一年、イタリアのマルチェロ・マルピーギによってなされます。

繰り返しになりますが、ハーヴィーの血液循環論は、脳と心臓と肝臓が三大内臓であるというガレノスのコンセプトや、肝臓から栄養に富む血液が生み出されるという、一四〇〇年のあいだ有効だった思想を葬り去りました。しかし、現代医学の目から見ると、ハーヴィーによって否定されたガレノスの理論は、実は必ずしもすべて間違いではなかったようにも思えます。なぜなら、あとで詳しく説明するように、肝臓は間違いなく「代謝の中枢臓器」だからです。このことは、肝臓が飢餓時に糖質をつくりだしているという、一九世紀中ごろのフランスにおけるクロード・ベルナールの発見で確認されることになります。

門脈とは何か

ベルナールの話は次章で詳しくするとして、その前に肝臓をとりまく血管について説明させてください。肝臓は右の上腹部に存在する臓器ですが、下側（肝門部といいます）に袋状の胆嚢があり、その奥に太い血管があります。この中でいちばん太く、もっとも目立つのが「門脈」です。

胆嚢や門脈は、ヘロフィロスやガレノスの時代から、すでによく知られていました。門脈が胃や腸とつながり、これらの臓器と肝臓を結びつけているからこそ、ガレノスは「肝臓は胃や腸から栄養素を取り込み、これをもとにして血液（静脈血）をつくる」と考えたのです。

黄疸のところでも少々述べましたが、ヒポクラテスのころは、黄疸は黄胆汁の過剰によると考えられていました。当時は、胆嚢と十二指腸がつながっていることは知られていましたが、胆汁は肝臓ではなく胆嚢でつくられると理解されていたようです。胆嚢は「血液」（かつて肝臓がつくるとされたもの）をもとにして黄胆汁をつくり、これを十二指腸に排泄すると考えられていたのです。ちなみに、この小腸の起始部である十二指腸が、指一二本分の長さであることを記載した元祖はヘロフィロスです。

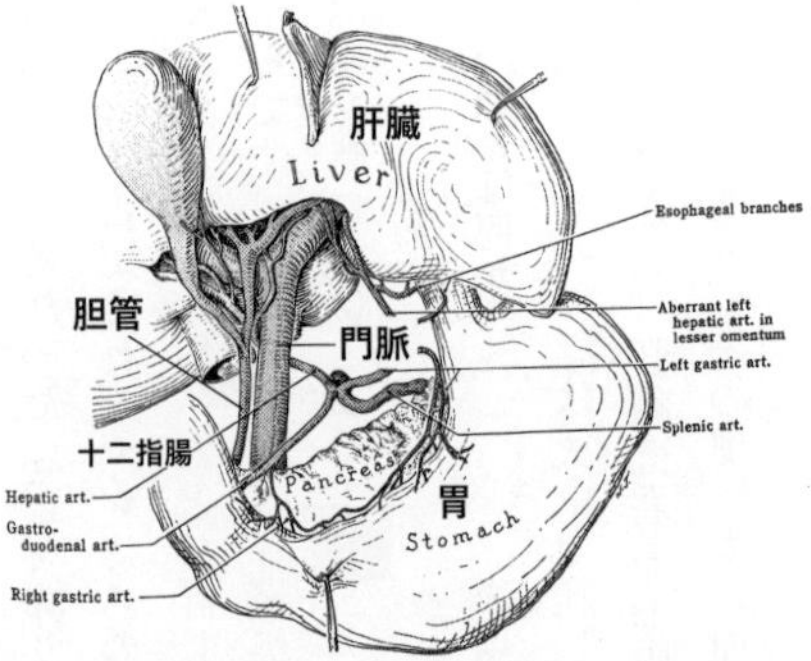

図11　肝門部の構造
“GRANT'S Atlas of Anatomy” より

ハーヴィーが明らかにしたように、ほとんどの臓器は動脈血を受け入れ、静脈血を心臓に

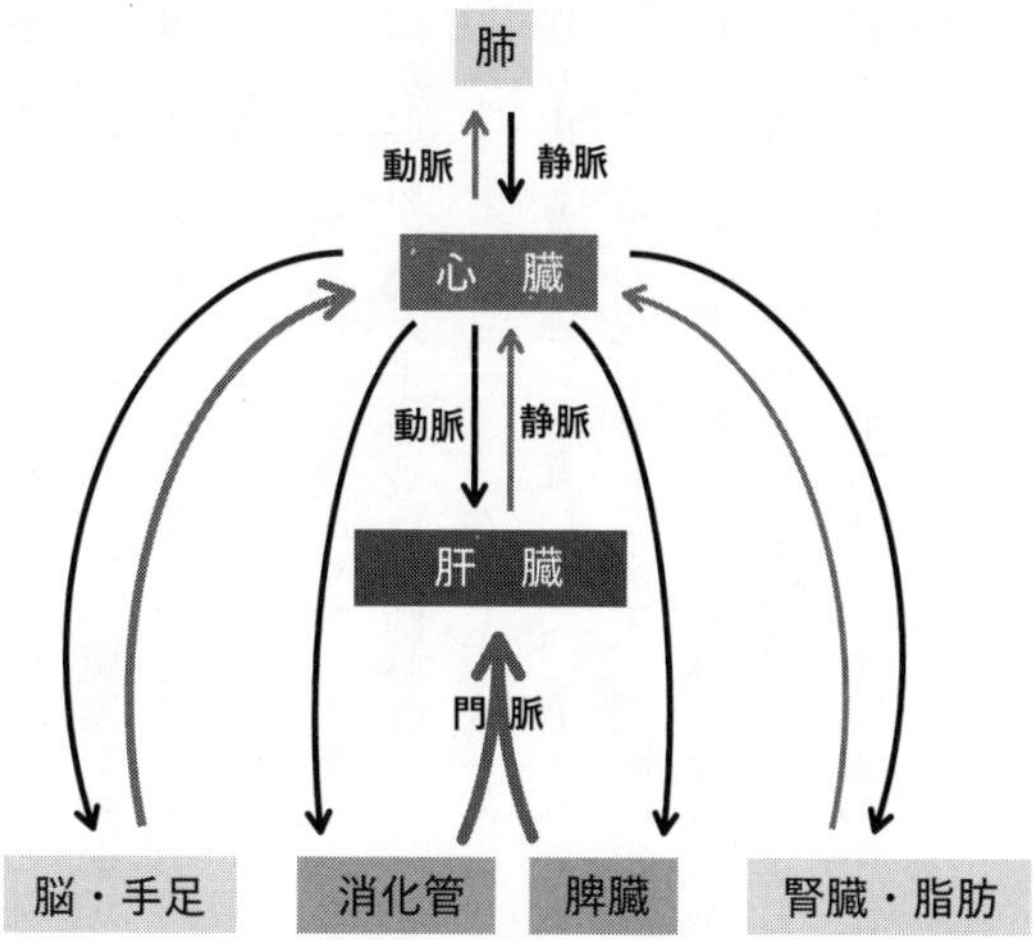

図12　門脈と動静脈
矢印の濃淡は、酸素量の多寡をあらわす

戻すのですが、実は肝臓だけ、他の臓器とは異なる血流の流れを受けています。一般に、臓器は流入血管としての動脈、流出血管としての静脈をもっているのですが、肝臓だけはそれ以外に三本目の血管――流入血管――をもっているのです。それこそが門脈です。正常な肝臓の場合、肝動脈からの血流三割に対して、門脈からの血流七割という具合に、むしろ門脈の血流のほうが多いというのですから驚きです。

それでは、門脈というのは動脈と何が違うのでしょうか。そもそも動脈というのは、ハーヴィーの理論によると心臓から始まる血管です。末端が各臓器の毛細血管であることは、マルピーギが発見しました。つまり、動脈とは心臓に始まり毛細血管で終わる血管系です。基本的に、酸素の多い血液を臓器に運んでいます（肺の動脈は除く）。反対に、静脈は毛細血管から始まり心臓に終わる血管系です。臓器で酸素が消費され、二酸化炭素が排出されているので、肺以外では酸素の少ない血液を心臓に戻していることになります。

心臓は右と左に分かれていて、全身からの血液はまず右に戻ってきます。このような酸素の少ない血液は、肺動脈を介して肺に送られ、ここで二酸化炭素と酸素の交換をします。酸素が豊富になった血液は、肺静脈を介して左の心臓に戻っていきます（普通の動静脈と反対の働きをしていることに注意してください）。左の心臓は右と異なり、たくさんの臓器に血液を送り出さないといけないので、右よりも大きくて見た目も立派です。

ここまでの説明をふまえて、門脈の定義の話題に移ります。実は、門脈とは毛細血管から始まり毛細血管に終わる「特異」な血管系なのです。具体的には、消化管や脾臓の毛細血管から始まり、肝臓の毛細血管（正確には類洞といいます）で終わります。肝動脈は、心臓から酸素の多い血液が直接送られてくるので圧力が高めですが、門脈はいったん他の臓器を経由しているので、圧力が低く酸素の量も少なめです。その代わりに、大量の栄養素を含んでいます。

コラム4

もう一つの門脈系

　毛細血管に始まり毛細血管に終わる特異な血管系として、肝臓の門脈を紹介しました。一般に門脈というと、この肝門脈を指すのですが、正確にいえば、私たちのからだにはもう一つ門脈系が存在します。肝門脈は極めて太い血管ですが、もう一つの門脈系は、顕微鏡を用いないと見えないくらい小さな血管系です。

　もう一つの門脈系は、私たちの脳の底の部分の中央に位置する「視床下部」および「脳下垂体」という小さな組織の中に存在します。ここには「内頸動脈」と呼ばれる、脳を流れる重要な血管から枝分かれした下垂体の動脈が流れており、それがまず視床下部の隆起部に至ります。そして毛細血管を形づくったのち、下垂体前葉というところに入り、もう一度毛細血管に戻って、最後は静脈になります。この毛細血管と毛細血管のあいだが、「下垂体門脈系」といわれる、もう一つの門脈なのです。

　なかなか合理的な道筋になっていて、最初の毛細血管で、視床下部で分泌されるさまざまな視床下部ホルモンを受け取り、これが流れていって、二番目の毛細血管で下垂体前葉に取り込まれ、下垂体前葉ホルモンの産出を刺激するということになります。

ヴェサリウスの『ファブリカ』

門脈の一通りの説明が済んだところで、肝臓の研究史の話に戻ります。

中世を支配したガレノスの思想は、ルネサンスの時代に入り、近代的な思考や科学の挑戦を受けるようになりました。一五世紀中ごろにはグーテンベルクが活版印刷を開発し、情報革命が起こりました。ルターに始まる宗教改革が、こうした技術的背景のもとで進展したことはよく知られています。もちろん、科学や医学の発展も当然無関係ではありませんでした。コペルニクスの『天球の回転について』、ヴェサリウスの『ファブリカ』が出版されたのがともに一五四三年です。それぞれが、天文学および医学の画期的研究書となりました。ちなみに日本では、この年にポルトガル人が種子島に漂着し、鉄砲が伝来しています。

『ファブリカ』を書いたアンドレアス・ヴェサリウスは、神聖ローマ帝国の宮廷薬剤師の家系に生まれたブリュッセルの人です。パリ大学で医学を学び、パドヴァ大学で若くして解剖学と外科学の教授になりました。ヴェサリウスは、ガレノスのように動物の解剖ではなく、人体そのものを研究の対象にすることが重要であると考える、ルネサンス人らしい精神に満ちあふれていた人でした。彼は、三〇歳を迎える前に、多くの人体解剖の経験をもとに『ファブリカ』と題した人体解剖学図譜を出版しました。この図譜には、当時ティツィアーノの工房で活躍した多くの若い画家たちの協力のもと、優れた人体図が数多く描かれています。この書物は、古代から伝わる「経典の知識」を踏襲するのではなく、人体の構造そのものにもとづいた医学の「真実」が新たに明らかにされるべきだという主張を明確に示すものでした。

ヴェサリウスは、胆道のしくみも正確に理解していたようです。彼は、胆嚢から出た管（胆管）が上下に分かれていること、また上のほうの枝は肝臓の中でさらに枝分かれし、下のほうの枝は十二指腸につながること、肝臓でつくられた胆汁が十二指腸に排泄されることなどを記録しました。先ほど述べたとおり、胆汁の存在は古代から知られていましたが、長らく胆嚢がつくるものだと信じられていました。しかしヴェサリウスによって、胆汁をつくるのは肝臓そのもので、胆嚢は胆汁を排泄するための付属器官にすぎないということが正しく理解されるようになったのです。

グリソンの『肝臓の解剖学』

ヴェサリウスの発見ののちも、解消されない謎は残ります。たとえば、胆嚢から上に伸びる胆管の行く末はどうなっているのか、あるいは、肝臓に入った血液はどのようにして心臓に還るのか。それらの謎を明らかにするためには、肝臓の解剖学をさらに突き進めていかなければなりません。

この問題に取り組んだのが、一七世紀半ばにケンブリッジ大学の教授だったグリソンです。彼は、ロンドンの医師協会での解剖学の講義の記録を『肝臓の解剖学』(一六五四年)として出版しました。その中で、グリソンは門脈の枝と胆管の枝が共通の線維の束に包まれていること、そして門脈と静脈には実はつながりがないことをはっきりと記しています。彼が行ったのは肉眼での解剖でしたが、その後まもなく、イタリアのマルチェロ・マルピーギが、肝臓の組織の観察を行い、顕微鏡で肝小葉を観察しています。

肝臓の中では、門脈と肝動脈と胆管の三つ組み(トリアッド)が束になって走行しています。この構造のことを「グリソン鞘《しょう》」と呼んでおり、医学部の学生が組織学の講義で習う呼称として、今でも名前が残っています。

マルピーギの観察

一五九〇年、オランダのヤンセン父子が発明した顕微鏡のアイデアをもとに、自作の望遠鏡で天空を覗いたのはガリレオですが、対して顕微鏡でミクロな世界を極めたのがロバート・フックやレーウェンフックたちです。ガリレオが望遠鏡で木星を観察したのが一六〇九年、フックがコルクの微細構造を観察して、これにセル（細胞）という名称をつけたのが一六六五年、オランダの商人だったレーウェンフックが微小な生物を観察したのが一六七四年のことです。

幾度か触れているマルチェロ・マルピーギは、ボローニャ大学の内科学教授だった人ですが、顕微鏡を用いてさまざまな臓器の組織を観察しました。肺の観察を通じて、肺胞と毛細血管の存在を明らかにしたり（一六六一年）、腎臓を含むその他の臓器の観察を行い、肝臓の微細構造を明らかにしたりしました（一六六六年）。一七世紀中葉から後半にかけては、個別臓器の解剖学が特に英国を中心に発展した時代です。顕微鏡の生物学への利用も相まって、肝臓の構造が明らかになっていきました。

肝臓の組織を、見えやすいようにヘマトキシリン・エオジンという色素で赤く染めて顕微鏡で観察すると、索状に整列し一面に広がる肝細胞、その中のところどころに散在するグリソン鞘、そしてそれらとは独立した複数の肝静脈が散見されます（図13）。これを、肝静脈を中心に、肝細胞が索状に並んでいると考えると、その周りの六つのグリソン鞘が六角形を

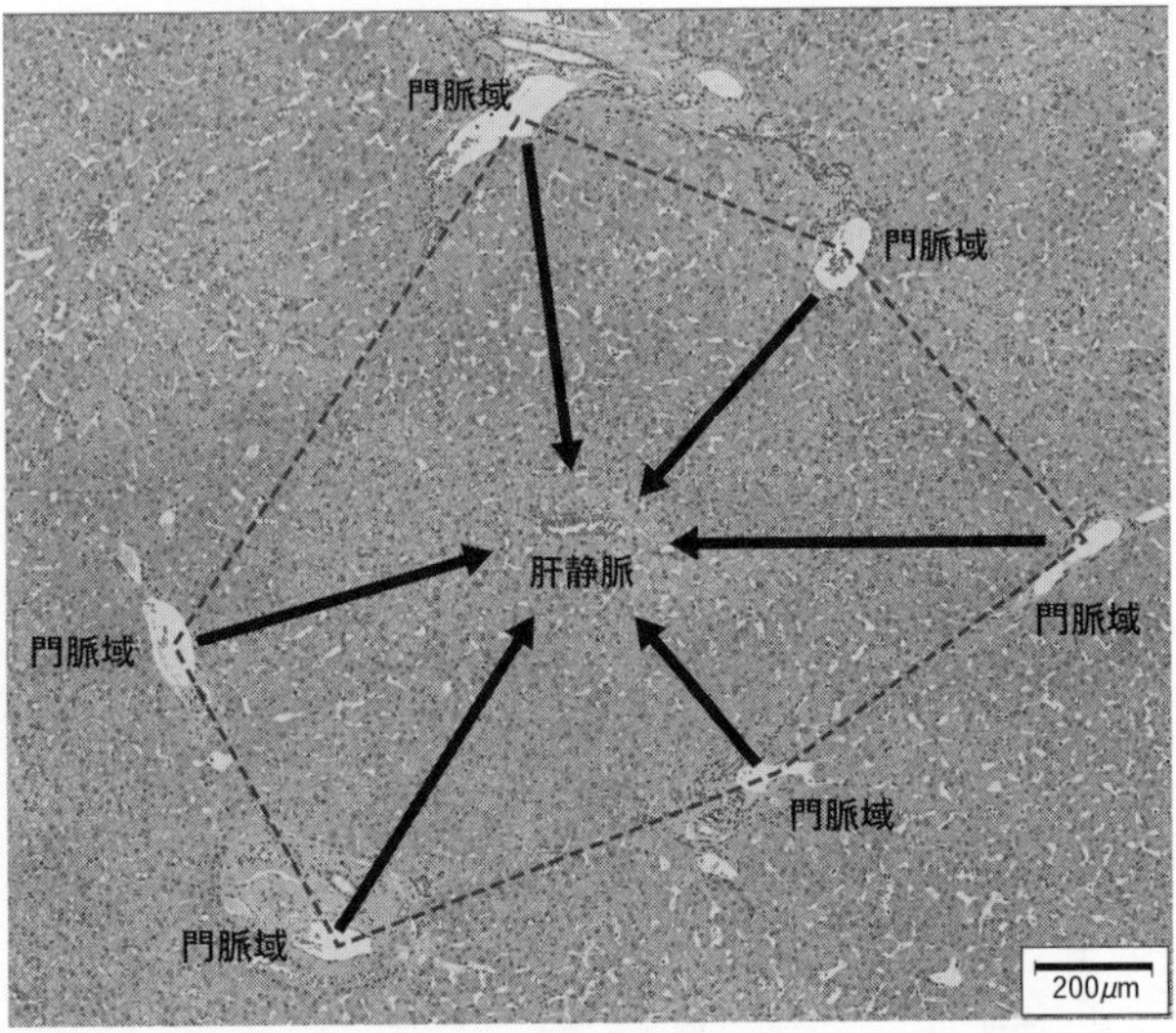

図13　ヒトの正常肝組織

グリソン鞘（門脈域）が作る六角形の構造：矢印は血液の流れる向き

形成しているように見えてきます。これを、肝臓の機能単位である「小葉構造」といいます。索状の肝細胞の隙間を流れる毛細血管（類洞）では、グリソン鞘から肝静脈の方向に血液が流れています。

杉田玄白の『解体新書』

ところで、東洋では西洋にくらべ、解剖学の知識が長いあいだ深まりませんでした。伝統的に、中国医学が具体的な観察よりも観念を重視して発展してきたという経緯が関係しているようです。中国から医学を導入した日本でも同様で、長いあいだ解剖の知識が欠けていました。日本人と解剖学の出合いはどのようなものだったのでしょうか。

戦国時代にポルトガル人が種子島に漂着したことにより、日本とポルトガル・スペインの交流が始まりました。当時のスペインはカトリック大国ですから、通商とともに宗教の輸出にも熱心でした。信長は、海外の知識や技術を導入するために南蛮文化を受け入れましたが、秀吉は怒濤のように広まる新宗教に脅威を感じるようになり、一五八七年に「バテレン追放令」を出します。一方、家康がつき合ったのは新興国家のオランダです。関ヶ原の戦いや大坂冬の陣でも、オランダから購入した大筒が威力を発揮しました。オランダはプロテスタント国であり、独立戦争でスペインと争ったような国ですから、基本的に反カトリックです。そして、宗教よりも商業を優先する近代的な性質の色濃い国家でした。そのため、江戸幕府はオランダとの通商だけは出島で認め、出島外交が続くことになりました。

医学の分野では、ヨーロッパの外科や解剖の知識を、当初はスペイン人やポルトガル人(「南蛮人」と呼ばれていました)が持ち込みましたが、江戸時代になるとオランダ人がもたらすようになります。ちなみに当時の人びとは、北方のヨーロッパから来た人たちを見て「毛が紅い」と感じたようで、オランダ人のことは「紅毛人《こうもうじん》」と呼んでいました。このようにして、江戸時代は蘭学が花開く時代になります。

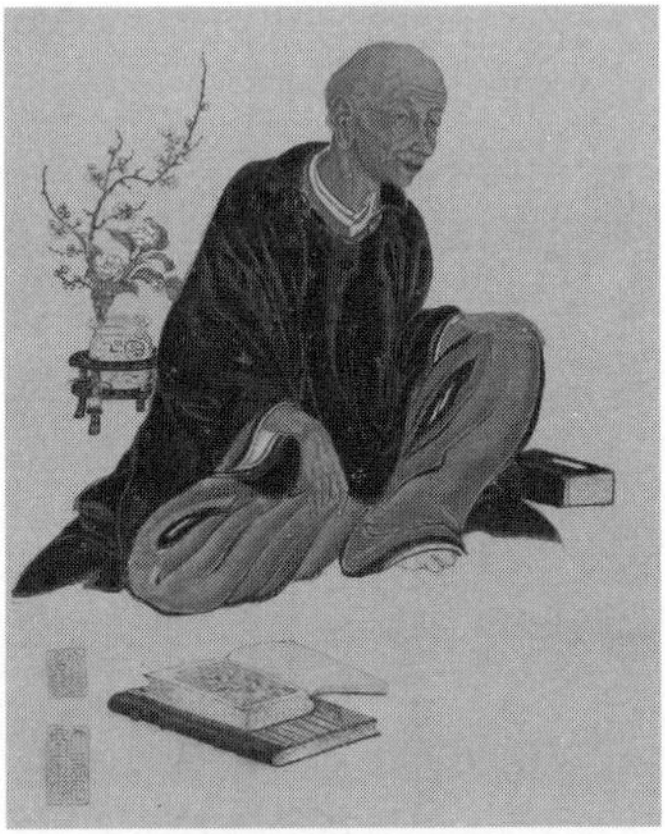

図14　杉田玄白

このような中で、ドイツの解剖学者が著し、オランダ語に翻訳された図解入りの解剖学書『ターヘル・アナトミア』を、杉田玄白が手にすることになります。彼は、この書の正確さを試してみたいと思い、一七七一年に現在の南千住あたりの小《こ》塚原《づかっぱら》で行われた女性の刑死体の腑分け（解剖）を見学します。そして、この書の解剖図が実際の所見とあまりによく一致することに大きな衝撃を受けました。自分たち医者が、人体の内側を知ることなく医業をしてきたことは恥ずべきことであると感じた彼は、仲間たちとこの書を翻訳することを決意します。

当時、日本の医学は、元明医学が主流でした。これは文字通り、元・明時代に流行した医学を禅僧たちが日本に輸入したものです。元明医学は朱子学の影響を受けており、観念的、形而上学的な性格の強いものです。江戸中期に、荻生《おぎゅう》徂徠《そらい》が朱子学を非難し、より実用的な儒学を打ち立てようとしたように、玄白が生きた時代は、このような形而上学を排し、より経験的な、かつ観察にもとづいた学問を模索する時代だったのです。

余談ですが、このような江戸中期の状況は、中世の常識を排し、近代への道を切り開いたルネサンスと似ているように思います。元明医学を否定した当時の医師が目指したのは、実は後漢の時代の傷寒論（張仲景）であり、これも、ルネサンスの人たちがギリシア・ローマに戻ろうとした現象に似ています。

腑分けから三年半後、玄白たちが翻訳し、出版した『解体新書』は、まさに日本が近代的な医学に進む第一歩になりました。『解体新書』の肝臓のところは、次のように記載されています。

思うに、肝臓は門脈の血流を受け、胆汁を分泌する働きをする。旧説では（引用者注：ガレノスのことです）、肝臓は血液を支配するといった。しかるに、胆囊は胆汁を貯蔵し、また肝臓とつながって、十二指腸に胆汁を運ぶ働きをする。胆汁は膵液と混ざって、飲食物を消化し、乳糜《にゅうび》をつくることをつかさどる。

ベルナールが肝臓の内分泌機能を見出すのは、まだ半世紀もあとの話ですから、ここには外分泌臓器としての肝臓の機能しか書かれていません。しかし、この本を翻訳することにより、日本は、当時のヨーロッパの最新の知識にキャッチアップすることができたのです。

第3章

「沈黙の臓器」の仕事

肝臓の機能

肝臓は、胆汁をつくり、それを胆道を介して消化管に排泄する臓器である――これは人体解剖を通じてヴェサリウスが確信した事実でした。そう考えることによって、黄疸も肝臓の病気として理解できるようになったといえます。ヴェサリウスの「肝臓は胆汁を排泄する」あるいは「黄疸の原因となる黄色い色素を胆汁の一部として排泄する」という指摘は事実ですが、実はこれは肝臓の限られた機能しか見ていません。「代謝の中枢臓器」としての肝臓の重要な役割をよりはっきりと理解するためには、一九世紀の実験医学の発展を待たなければなりませんでした。

クロード・ベルナールの『実験医学序説』

前章で紹介したハーヴィーの時代には、肝臓は臓器の中枢という位置づけから降格され、すっかり「胆道へ胆汁を排泄する臓器」と見なされるようになっていました。しかし、一八世紀末のフランスの解剖学者であり生理学者でもあったマリー・フランソワ・グザヴィエ・ビシャが、「肝臓のように大きくて血液が豊富な臓器は、単に胆汁を排泄する以上のことをしているはずである」と主張したことで、にわかに風向きが変わります。このことを、実験を通じて明確に示したのが、一九世紀フランスの生理学者、クロード・ベルナールです。

ベルナールは、解剖と臨床の観察にもとづいていた当時の医学を、科学的に展開していく歴史の中で、極めて重要な役割を果たした人です。彼の解析的で還元主義的な姿勢、実験に対する姿勢は、名著として名高い『実験医学序説』(一八六五年)に詳述されています。

一八五〇年、ベルナールは、肝臓が糖をつくりだす臓器であることを実験室で発見しました。この発見が意図して行われたものではなく、いわばセレンディピティ(偶然の幸運)であったことを、ベルナールは『実験医学序説』で告白しています。当時、糖質(グルコース)が生体における重要なエネルギー源になっていることはすでに知られていたので、彼は、血液中のグルコースが各臓器でどのように消費されるかを、動物を用いて測定しようとしていたのです。

しかし、彼はそのとき、グルコースの濃度が一向に変化しないこと、デンプンも糖分も与えずに動物を飼っていても血糖値は維持されること、さらに肝臓内でつくりだされた糖分が、保温さえしておけば、死亡した動物の肝臓でも一定期間持続することを見出しました。これは、肝細胞がグルコースを貯蔵し、飢餓時においては先述した「糖新生」と呼ばれるプロセスによって血糖の維持を行っているということを、初めて見出したものです。

コラム5

ベルナールの生涯

クロード・ベルナールは、一八一三年にフランスの東部の村で、ワインを売る父と農民の母とのあいだに生まれました。彼は青年時代に劇作家を志したことがあり、書きためたいくつかの台本をパリの文芸評論家に見てもらいましたが評価されることはなく、何か文学以外の職業を志すよう諭されました。パリ大学医学部を卒業し医師になりますが、教授資格者試験に落第したため、臨床家になることを断念しました。

その後、コレージュ・ド・フランスの教授であった高名な生理学者マジャンディの助手になり、彼のもとで次々に輝かしい業績——膵液や胆汁の消化吸収作用、アフリカ先住民の矢毒クラーレの神経筋接合部への作用、一酸化炭素中毒におけるヘモグロビンとの結合作用など——を挙げ、一八五五年にコレージュ・ド・フランスの教授、一八六八年にはアカデミー・フランセーズ会員に選出されました。彼は一八七八年に亡くなりましたが、フランス政府は偉大な生理学者の死を悼み、その死を国葬でもって迎えました。

このように、科学者として数々の栄光に満たされた彼の人生でしたが、その家庭生活は必ずしも幸福ではなかったといわれています。実際、死に際して、ベルナールは「私は肉体的にも精神的にもたいへん苦しい生涯を送りました」と神父に告白していますが、研究に没頭する彼に、妻と離婚していますが、研究に没頭する彼に、妻も娘もあまり理解を示さなかったようです。また、彼の生理学実験は、比較的大きな動物を用いるものが多かったのですが、当時は麻酔法もじゅうぶん発達していなかったので、彼の実験は動物愛護を訴える人た

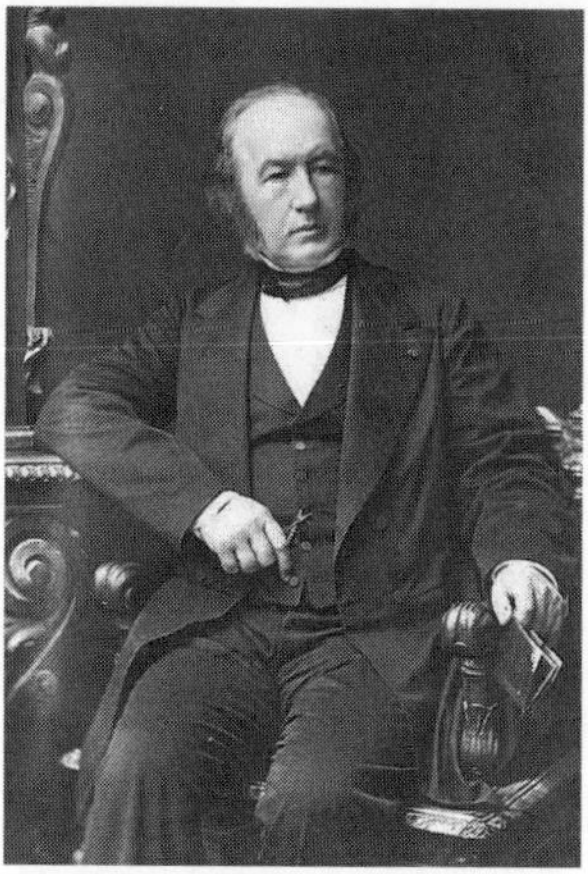

図15　クロード・ベルナール

ちから厳しく非難されました。そのような非難にも、家族は耐えられなかったのではないかと考えられます。

ベルナールは、『実験医学序説』の末尾を、「科学者は、楽しみのために研究するのではない、真理を発見するために研究するのである」という言葉で結んでいます。彼は、従来の経験的医学から科学的医学に大きく舵を切った先駆的な人物ですが、医学も、物理や化学と同じく「観察」と「実験」によって進歩すると考えていました。彼は『実験医学序説』の冒頭で、医学の目的は人びとの「健康を保ち、病気をなおすこと」であると明確に宣言しています。彼にとって、実験とは医学の発展にとって必要な、求道者の行うような厳しい営みであったのだろうと思います。

呼吸と燃焼

私たちは、生きていくために絶えずエネルギーを必要としています。体内のすべての細胞が、それぞれ栄養素を分解してエネルギーを取り出し、これを生命活動に利用しています。糖質、脂質、タンパク質。これらはよく知られた「三大栄養素」です。人は毎日これらの

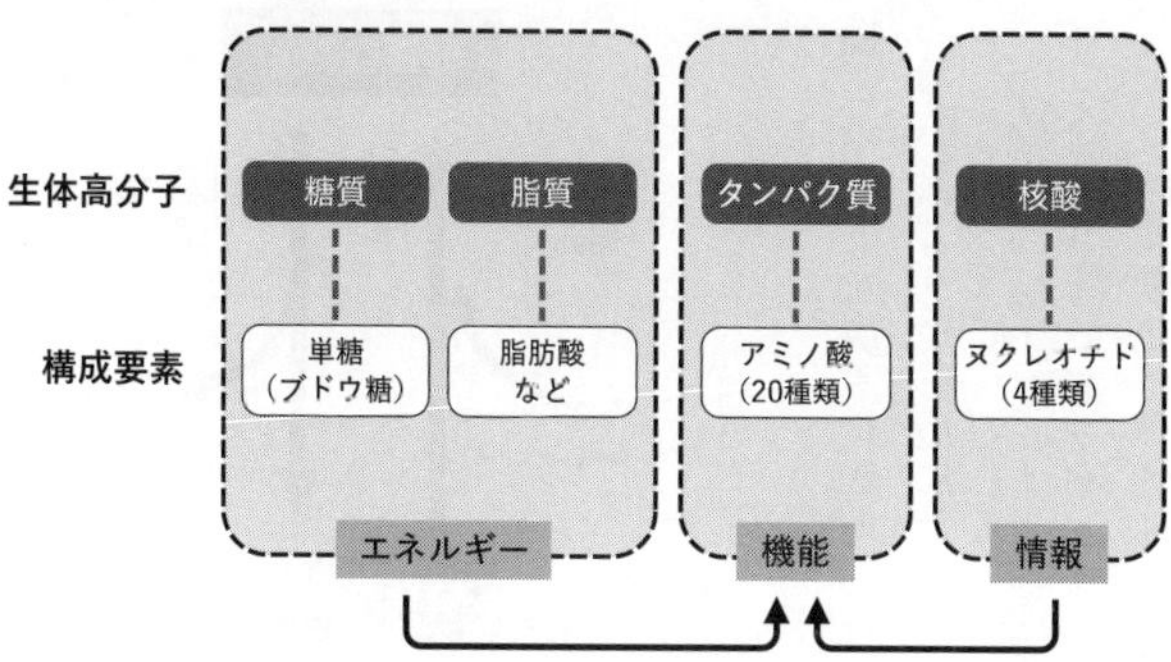

図16 生体高分子とその構成要素

栄養素を口から摂取して、消化管で吸収しています。そのうち、糖質とタンパク質は、消化管で消化酵素によってそれぞれの構成単位にまで分解されます。その構成単位というのが、グルコース（単糖）とアミノ酸です。

デンプン（多糖類）やタンパク質は、消化管の酵素で分解されたのち、グルコースとアミノ酸となって小腸から吸収され、門脈を介して肝臓に移送されます。脂肪は、やはり小腸で一部分解されたのちに再合成され、リンパ管を介してやはり血管内に送られます。

取り込まれたグルコース、脂質、アミノ酸のうち、エネルギー源として利用されるのが、グルコースと脂質です。アミノ酸は、むしろ「からだの材料」として利用されます。グルコースは脂質と異なり、水に溶ける分子であることから、使い勝手が極めてよ

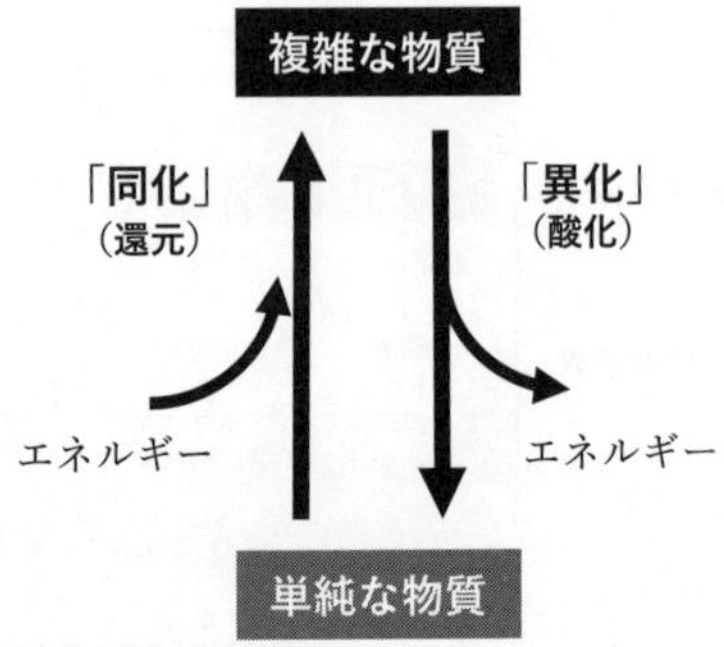

図17　代謝とエネルギー

いといえます。また、脳のように、グルコースしかエネルギーとして利用できない組織もあるので、日常のエネルギー源として非常に重要な存在です。余分なエネルギーは脂肪に転換され、主に脂肪細胞に貯蔵されます。これがいわゆる肥満ですが、脂肪は糖質ほど簡単にはエネルギーに変換できないので、肥満がなかなか解消できない所以《ゆえん》になっています。

私たちが食事で摂取する栄養素として主要なものは、何といっても植物由来の糖質――米や麦や芋などに含まれるデンプン――です。糖質を元素で表すと、炭素（C）、水素（H）、酸素（O）から成り立っています。糖質のことを炭水化物ということがありますが、これは形の上で炭素（C）と水（H_2O）がくっついたような構造になっているからです。

グルコースは、六個の炭素原子と六個の水分子の組み合わせでできています。そしてデンプンは、単糖であるグルコースが鎖状につながった状態です（「重合」といいます）。グルコースは有機物で、細胞内で分解するとエネルギーがつくりだされます。これを「異化」と呼んでいます。反対に、ばらばらになったものから有機物をつくるためにはエネルギーが必要になります。このような過程を「同化」といいます。同化と異化をまとめて「代謝」というのです。

食物連鎖上、動物は植物に寄生して生きているということはよくご存じだと思います。専門的な言葉でいうと、植物は「独立栄養生物」、動物は「従属栄養生物」です。植物は、太陽のエネルギーを利用した光合成によって有機物をつくりだすことができます。これがデンプンということになります。一方、私たち動物は、基本的には有機物をつくりだすことはできません。植物がつくった有機物を摂取して、これを分解してエネルギーを獲得しているのです。生物学では、このプロセスを総称して「呼吸」といいます。

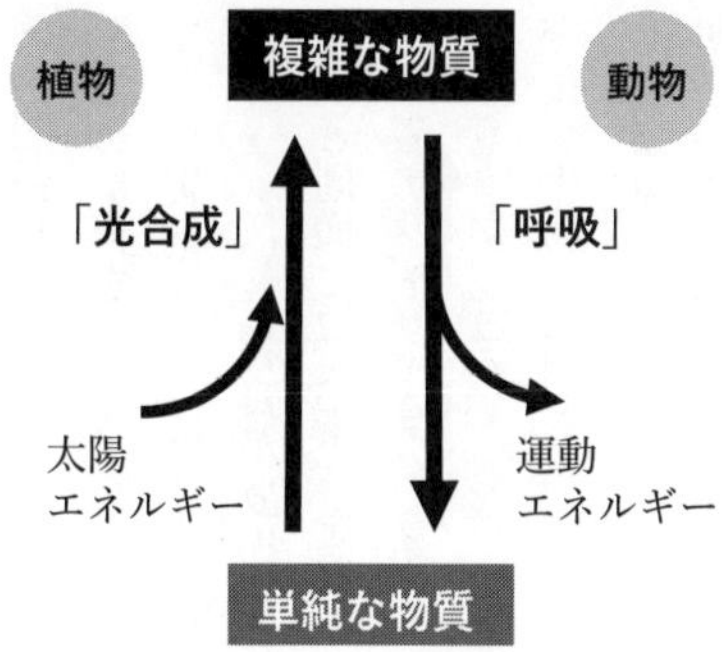

図18 独立栄養と従属栄養

呼吸といえば、「息を吸って吐く」というおなじみの行動が真っ先に頭に浮かびます。なぜ同じ言葉が用いられるのでしょうか。それは有機物を分解する過程が、炎が燃えて熱が出る過程（燃焼）と同じであることが関係しています。

木材に火をつけると燃えて熱が出ますが、これは、酸素分子（O_2）が取り込まれて、水と二酸化炭素（CO_2）になる現象です。これが「燃焼」です。かつては、燃焼はフロギストン（燃素）という物質が放出される過程だと信じられていました。しかし実際はそうではなく、呼吸と同様に「酸素」を取り込む過程なのだと明らかにしたのは、一八世紀フランスの天才科学者アントワーヌ・ラヴォアジエでした。

ラヴォアジエは、しばしば近代化学の父と称されます。彼はフランス革命前夜の時期に、今後、生物学が明らかにすべきいくつかの課題をアカデミー・フランセーズに提案しているのですが、実はその中で「肝臓では、疑いもなく重大な化学変化が起こっているのでこれを明らかにせねばならない」、そしてそのためには「肝臓の門脈と動脈、静脈の化学組成を調べなければならない」と述べています。貴族で裕福な人でしたが、徴税請負人をしていたため（実験に必要な莫大な研究費を捻出するためだったといわれています）、市民たちに憎まれ、フランス革命の際に断頭台に送られました。彼の処刑について、マリー・アントワネットの数学教師であり、天文学者でもあったラグランジュは、「彼の頭を切り落とすのは一瞬だが、彼と同じ頭脳を再びフランスが手にするには一〇〇年はかかるだろう」と呟いたとされます。

さて、少し前にグルコースは炭素原子六個と水分子六個からなるといいましたが、ここに六個の酸素分子が入ってきたとします。それらが二酸化炭素と水になるときに、実は大量の熱（エネルギー）が生まれるのです。

水は尿から排泄すればいいのですが、溜まった二酸化炭素は、新たに必要な酸素と入れ替えなければなりません。私たちのからだの細胞は、生存し活動するために、常にエネルギーをつくっていかないといけないので、ひっきりなしに肺で酸素と二酸化炭素の交換をしています。吸収された酸素は、血液の赤血球に取り込まれ、心臓のポンプ機能ですべての臓器に運ばれています。呼吸が止まっても（窒息）、心臓が止まっても（心停止）、即座に死んでしまうのはそのためです。各細胞の中で、有機物から取り出されたエネルギーは、「エネルギーの通貨」といわれるアデノシン３リン酸（ＡＴＰ）という分子に置き換えられるのですが、ＡＴＰは保存しておくことができないので、酸素の供給がなくなると、すべての細胞の活動は瞬時に低下してしまうのです。

このように、「呼吸」と「燃焼」が同じしくみにもとづくということは、フランス革命で断頭台の露と消えたラヴォアジエが、死の一〇年ほど前に鋭く洞察していました。

解糖系とクレブス回路

グルコースが分解されて、エネルギーが取り出されるという話をしました。やや専門的に

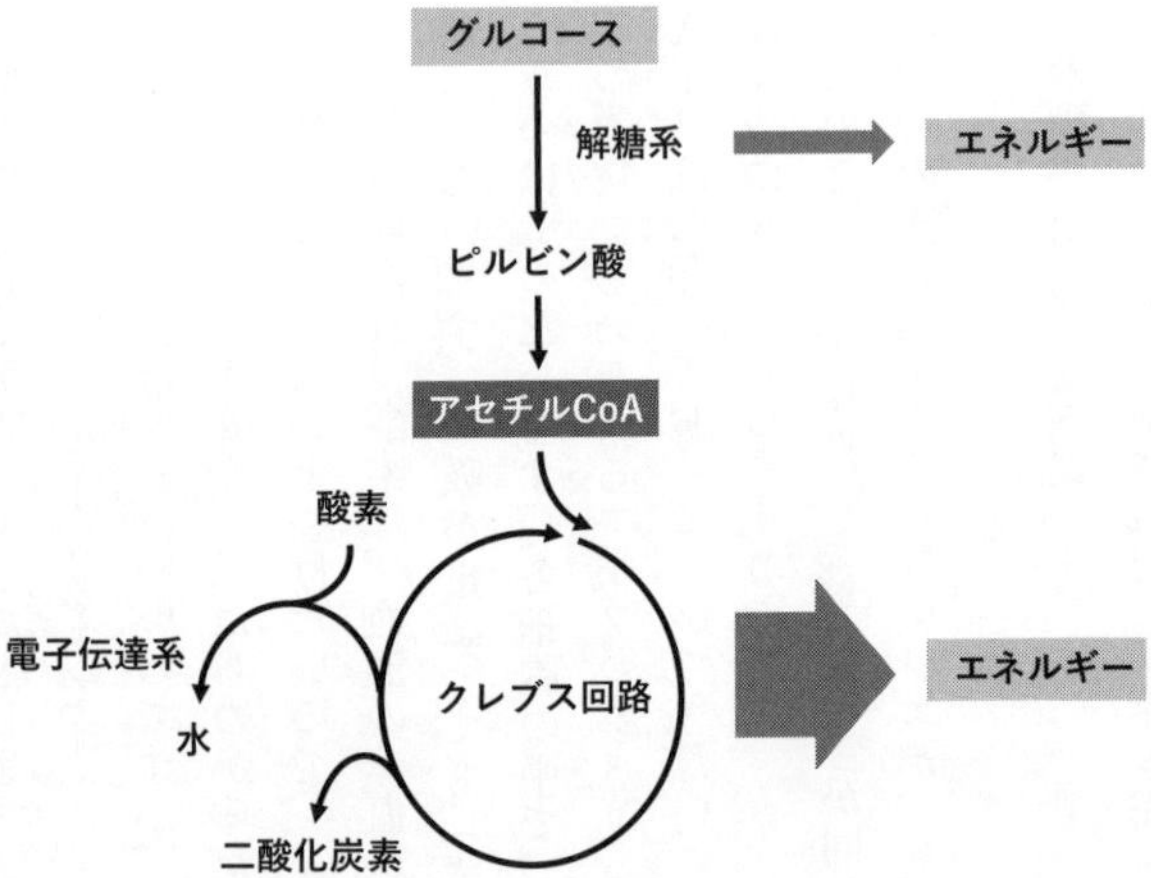

図19　グルコースの代謝とエネルギー産生

なりますが、この分解は二段階で行われます。

一段階目は、グルコースがちょうど半分に分解されて、二分子のピルビン（炭素三個からなる分子）になる過程です。これを「解糖系」と呼んでいて、このとき少量の「エネルギーの通貨」ことATPがつくられます。この過程は酸素を必要としません。「嫌気的過程」と呼ばれています。

次に、ピルビン酸から炭素一つがとれて、アセチルCoA（コエンザイムエー）という名前のついた分子になります。なじみのない名前かもしれませんが、簡単にいうと、「酢酸」と「補酵素A」という分子がくっついたものです。補酵素Aは代謝をうながす黒子のようなものなので、実際にエネルギーの素材になっているのは酢酸です。酢酸は、料理で使う「お酢」に含まれる、酸味のある成分と考えてください。この分子が、二段階目の反応の材料になるのです。二段階目の反応には、「クレブス回路」という名がついています。アセチルCoAは、最終的にこの回路で二酸化炭素と水に分解されるのですが、この過程で酸素が使われ、大量のATPが生成されます。この過程は「好気的過程」と呼ばれます。

アセチルCoAは、グルコースだけでなく、後ほど紹介する脂肪酸の分解過程でもたくさん生成される分子で、脂肪酸の分解でも最終的にクレブス回路を使って大量のATPがつくりだされることになります。したがって、アセチルCoAというのは、エネルギー代謝において極めて重要な十字路に位置する分子ということになります。ピルビン酸がアセチルCoAに変化する過程は一方通行で、逆向きの反応は起こりません。したがって、アセチルCoAはエネルギーになれるものの、グルコースになることはできません。

グリコーゲンの合成

ところで、鋭い方はここまでの説明で、ベルナールによる「肝臓が糖をつくりだす」という発見に、「動物はそもそも有機物をつくることはできないのではなかったか」(五七頁)と、疑問を抱いたかもしれません。

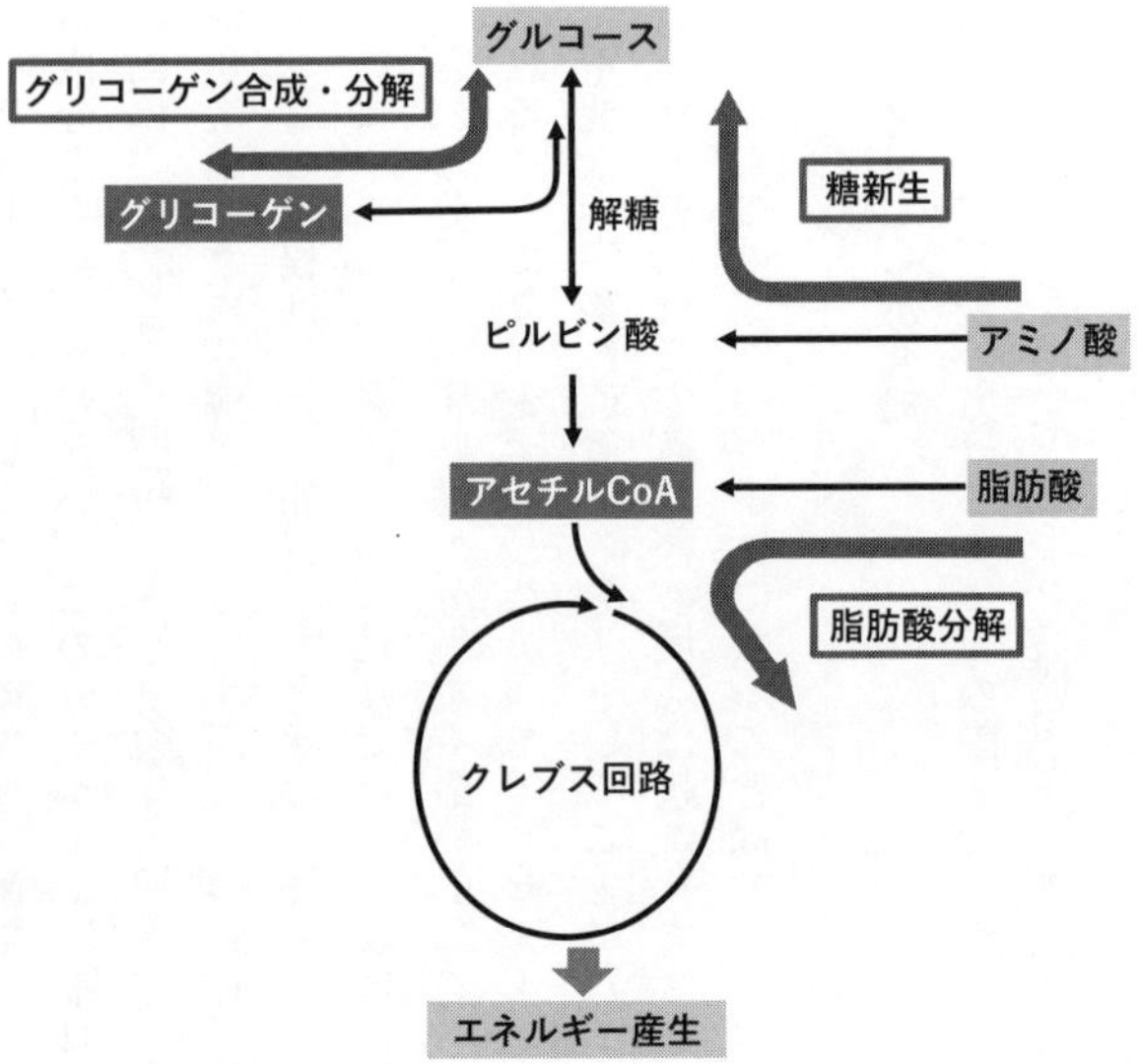

図 20　肝臓のグルコースの取り込みと産生

たしかに肝臓は植物ではありませんから、光合成のように無から有をつくりだすことはできません（正確には、エネルギー保存の法則があるように、光合成も無から有をつくっているわけではありませんが）。肝細胞がやっていることは、門脈からやってきたグルコースを取り込んで、肝細胞自身の活動のエネルギー源として利用する、という営みなのです。

そしてもう一つ、糖に関連する肝臓の重要な働きがあります。それは、食事によって摂取された余分なグルコースを「蓄える」という仕事です。

蓄えられたグルコースは「グリコーゲン」と呼ばれます。グリコーゲンはグルコースが重合したもので、先ほど説明したデンプンの「動物版」のようなイメージです。グリコーゲンをつくることができるのは肝細胞と筋肉だけで、いずれもこれを保存しておくことができます。ただし、筋肉と肝臓のグリコーゲンには、大きな違いがあります。血液中のグルコースが少なくなってくると、グリコーゲンは再び分解されてグルコースになるのですが、筋肉中のグリコーゲンは分解されても筋肉の中のみで使われます。

一方、肝臓のグリコーゲンは、分解されてグルコースになると血中に放出され、さまざまな臓器で用いられます。とりわけ、グルコースが必須の栄養素である脳と赤血球でよく使用されます。ベルナールが気づいた肝臓内部の糖というのは、実は肝臓のグリコーゲンだったのです。

血糖値とインスリン

グルコースは血液を通じて、体中をめぐっています。しかし、ここで一つ問題が生じます。日ごろから数字を気にしている方も多い「血糖値」というものです。

通常、血液の中のグルコースの濃度は、血漿《けっしょう》（血液から血球を除いた液体成分）でみると100mg／dL程度です。糖分はからだにとって重要な栄養素ですが、あまり濃度が高くなると、網膜や腎臓、心臓など、いろいろな臓器に悪い影響を与えるので、ある決まった濃度の範囲内に収まるよう厳格にコントロールされています。ヒトの循環血液量は五リットルくらいで、血球の量を差し引いて計算すると、血液の中には三グラム程度のグルコースが存在するということになります。

私たちのからだは六〇兆個の細胞で構成されているといわれていますが、この中でグルコースを必須のエネルギー源とする細胞は脳と赤血球で、その必要量は一日当たり一三五グラム程度（脳に九〇グラム、赤血球に四五グラム）とされています。そうすると、血液の中のグルコースだけでは一時間ももたないことになります。私たちのほとんどは一日三食ですから、どうにも計算があいません。

実は私たちのからだには、食事をしたとき血糖が上がりすぎないように、あるいはお腹が空いても血糖が下がりすぎないように、調節する機構が備わっているのです。それが膵臓から分泌される「インスリン」というホルモンです。ご承知のとおり、インスリンがじゅうぶんに働かない状態になってしまうと糖尿病と診断され、適切な治療が求められます。

ここでお話ししたいのは、そのインスリンがからだの中で何をしているかです。インスリンが出なくなって不足するということは、膵臓の病気に違いないと思われるかもしれません。たしかにインスリンをつくりだすのは、膵臓のランゲルハンス島と呼ばれる内分泌細胞です。

ただし、ホルモンというのは、ある臓器から分泌されて遠隔の臓器に指令を与える物質のことです。実際に仕事をするのは、指令を与えられた臓器ということになります。そして、インスリンの仕事場であり、かつ血糖のコントロールにおいて重要な働きをしているのは、実は肝臓なのです。

先ほど、代謝の中の「同化」と「異化」の違いについて話しました。インスリンというのは、基本的には「同化」の方向に働く珍しいホルモンです。長く飢餓の時代を生きてきた人類は、わずかな栄養からどうしたら効率よくエネルギーが取り出せるかを重視し、「異化」の方向に働くホルモンをたくさん保持するように進化しました。ステロイドやアドレナリン、グルカゴンなどがその例です。しかしインスリンは、反対にエネルギーを蓄える方向に働きます。

インスリンの重要な作用の一つとして、グルコースを材料にして筋肉と肝臓でグリコーゲンをつくるという作用があります。食事のあと、血糖は急激に上がります。そうすると、それを感知してランゲルハンス島からインスリンが分泌されます。インスリンは筋肉と肝臓に作用して、グルコースの取り込みとグリコーゲン合成を強力にうながします。対して、食事の合間になると血糖値が下がってくるので、インスリンの分泌が起こらなくなり、グリコーゲンはグルコースに分解されます。先ほど説明したように、筋肉のグルコースが筋肉の活動のためにのみ使用されるのに対して、肝臓のグルコースは血糖値を維持するために血液中に放出されます。ベルナールが、動物の臓器のグルコースの量を計っても一向に変化しないと気づいたのは、肝臓がグリコーゲンを分解して血糖の維持を図っていたからです。

肝臓は、自身の重量の五パーセント程度のグリコーゲンを蓄えることができるといわれています。それは重さにして五〇〜七〇グラム程度になります。先ほど、グルコースの絶対必要量は一三五グラムだという概算を紹介しました。五〇グラム×三＝一五〇グラムなので、人間が一日三食の食生活をしているのは、肝臓がグリコーゲンを貯めてはまた空にするというサイクルにもとづいた、極めて自然な習慣なのです。

糖新生

それでは、グリコーゲンが枯渇した飢餓状態のときには、どのようなことが体内で起きるのでしょうか。

実は、からだはいろいろな分子をエネルギー源として使うことができるのですが、脳はほぼグルコースしかエネルギー源にすることができません。一生懸命考えごとをして、お腹も空いてくると、頭がぼうっとすることはありませんか。こんなとき、甘いものを食べると元気になります。血糖が下がっていちばん困るのは、脳の活動なのです。

食事をすると、糖質が単糖として吸収されて血糖値が上がります。先述のとおり、血糖が上がりすぎてしまうとからだに悪いので、肝臓はグルコースを取り込み、グリコーゲンとして一時蓄えます。そしてそれが必要になったら、また分解してグルコースとして放出します。通常、食後の血糖の高い状態は一、二時間程度しかなく、その後は直接供給される糖が枯渇するので、グリコーゲンを分解して血糖を維持します。これだけではあまり長持ちせず、一食分程度しか持続しないということもお話ししました。

現代は飽食の時代といわれていますが、これは人類の歴史の中では珍しい状況です。狩猟採集民の時代に思いを馳せれば、一度ありついた食事から、次の食事までいったいどれだけの飢餓が続くか予想もできないのです。それでも、常に脳は活動しなければなりません（獲物がどこにいるか考えないといけません）。脳の活動が低下したら、死に直結します。

では、飢餓時——あるいは長い食間時——の血糖はどのように維持されているのでしょうか。実は、この機能を果たしているのも肝臓なのです。肝臓は、さまざまな生体分子、すなわちアミノ酸や乳酸などの糖質とは異なる物質からグルコースをつくりだす「糖新生」という特殊な能力をもっています。グルコースを使ってエネルギーを取り出す際の解糖系の反応を逆向きに使って実現しているのですが、こんなことができるのは肝臓だけです。私たちが一日三回の食事を摂れずに飢餓状態になっても脳の活動を維持できるのは、肝臓の働きのおかげなのです。

脂質とは何か

ここからは、糖質以外の栄養素の合成を取り上げて、肝臓が果たしている役割をさらに深く見ていきたいと思います。まずは「脂質」の合成です。

すでに述べたように、糖質は別名を炭水化物といい、炭素と水が組み合わさった形をしています。単糖であるグルコース自身もそういう構造ですし、それが重合したデンプン（植物）やグリコーゲン（動物）なども、その長さや枝分かれ構造にはいろいろ特徴があるにしても、同様の構造をしています。実にわかりやすい有機物です。

一方で、脂質は化学的になかなか定義が難しい有機物です。割合的に炭素と水素からなる部分（炭化水素）が多く、水に溶けにくいという性質をもつ有機物の総称と考えてください。体内で必ずアセチルCoAからつくられるという特徴もあります。

繰り返しになりますが、脂質は「水に溶けない」ということがポイントです。たとえば砂糖は紅茶によく溶けますが、ミルクは違います。溶けたように見えても、濁っているだけで本当は溶けてないのです。血液検査で中性脂肪が高いとき、医師から「血が濁っている状態です」というような説明を受けたことがあるかもしれません。このようなとき、実際に血液

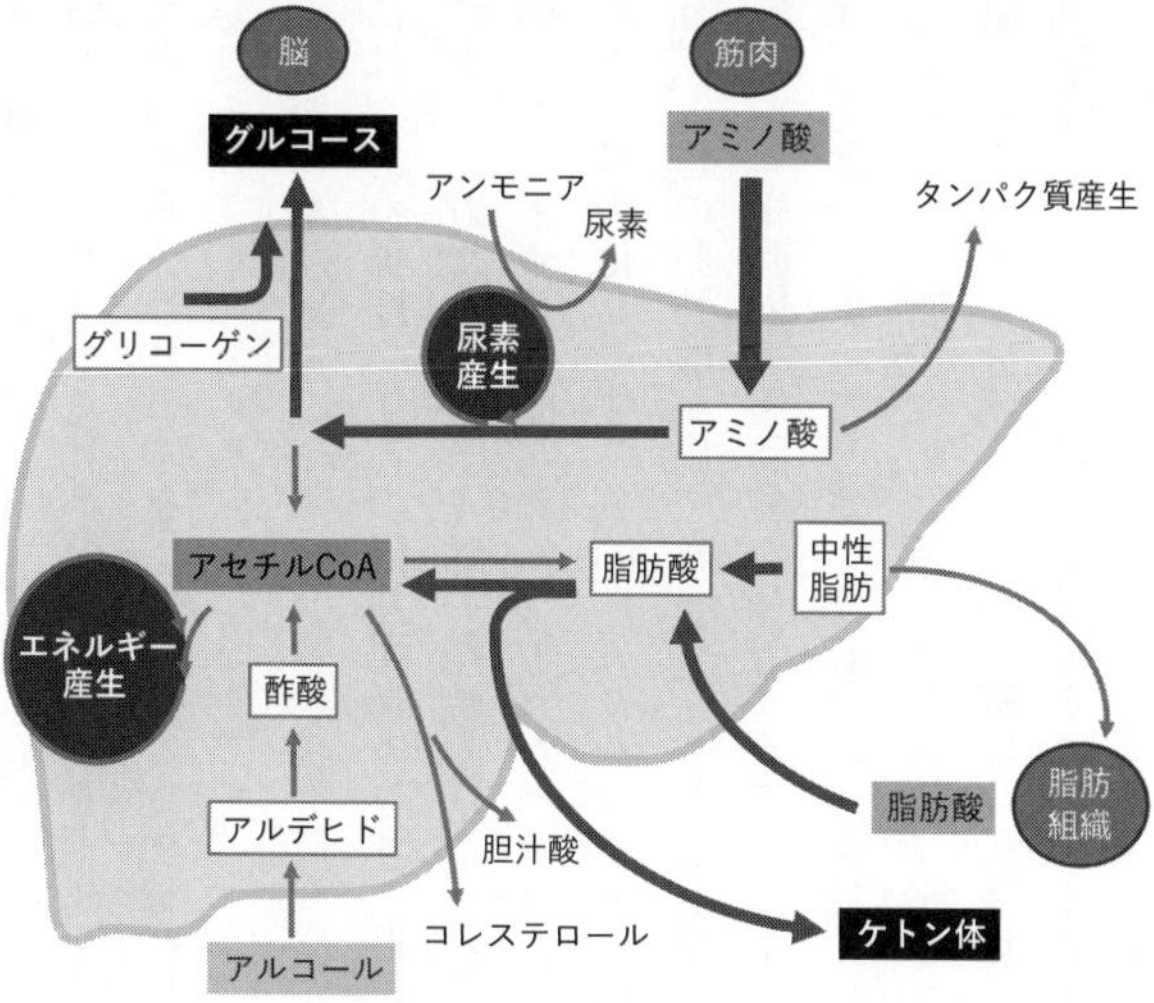

図21 飢餓時の肝臓の代謝

は白濁しています。そんなイメージで脂質をとらえてもらえば、わかりやすいかもしれません。

脂質の中で、代表的なものが中性脂肪です。皮下や内臓周囲に溜まっている中性脂肪は、それぞれ皮下脂肪、内臓脂肪などと呼びます。そして、健康診断で心配の種になるコレステロール、これも脂質です。あまり有名ではないかもしれませんが、私たちの細胞の膜の主成分であるリン脂質も大切な脂質の仲間です。

脂質、特に中性脂肪は、糖質とならんで私たちのエネルギーになる栄養素です。細胞内で脂肪酸を分解することにより、大きなエネルギーを取り出すことができます（「異化」ですね）。ただし脳と赤血球はこのシステムをもっていないので、グルコースしか栄養源にできません。脳は水に溶けない栄養素をエネルギー源として利用するようにはできておらず、赤血球にはそもそもエネルギー生成のための「燃焼」の場であるミトコンドリアがないのです。

有機物を燃やす（すなわち酸素を吸い込んで、二酸化炭素を吐き出す）という細胞内の営みには、ある程度の能力の限界があります。肝細胞は、脂肪を燃やす能力が極めて高い細胞ですが、それでもグルコースの燃焼が活発に起こっているとき（食後）には、脂肪酸の分解は抑制されます。逆に、グルコースを燃やさない（燃やせない）ときには、脂肪酸を分解する能力が最大化します。食間期でグルコースが枯渇したときは、皮下脂肪や内臓脂肪が分解され、大量の脂肪酸が出てきます。これを肝臓が取り込み、分解し、エネルギーにするのです。

右で「細胞内で脂肪酸を分解することにより、大きなエネルギーを取り出すことができます」と簡単にいってしまいましたが、実はこのエネルギーのうち、肝細胞のエネルギーになるのはごく一部分で、大部分は最後まで分解されず、ケトン体という中間産物になって、肝臓から血液中に分泌され、他の臓器の栄養源になっています。ケトン体は、グルコースほど汎用性はありませんが、同様に水に溶ける分子なので、からだの中の重要な栄養源です。ケトン体をエネルギーにする能力が特に高い臓器は、筋肉と腎臓です。肝臓は飢餓時に備えて、主に他の臓器のために、グルコースとケトン体をせっせと供給しているといっていいでしょう。

脂肪の合成

肝臓は脂質を合成する能力の高い臓器です。脂肪の合成は、グリコーゲンの合成とならんで、栄養がじゅうぶんあるときの肝臓の重要な機能になっています。

栄養分が豊富にある状態では、グルコースの燃焼が活発になるので、脂肪酸の燃焼が起こりにくくなるという話はすでにしました。それだけでなく、グルコースが過剰な場合には燃焼がそれ以上できなくなるため、グルコースは二つの分子に分解されたあと、エネルギーに変わることなく脂肪合成の素材になります。もちろん脂肪分解は強力に抑制されます。

「脂質を摂っていないのに太る」と嘆きながら、甘いものばかり食べている人がいますが、実は過剰なグルコースは、容易に脂肪に転換されるのです。反対に、脂肪をグルコースに転換することは基本的にできません（グリセロールを除く）。グルコースはすぐに枯渇しますが、いったん溜まった脂肪は、グルコースほど簡単にはなくならないのです。

栄養素が余ると、肝臓は自身でどんどん脂肪酸をつくります。栄養素が豊富ということは、肝臓の外からも脂肪酸の流入が増えますし、脂肪組織から分解されて肝臓に入ってくる脂肪

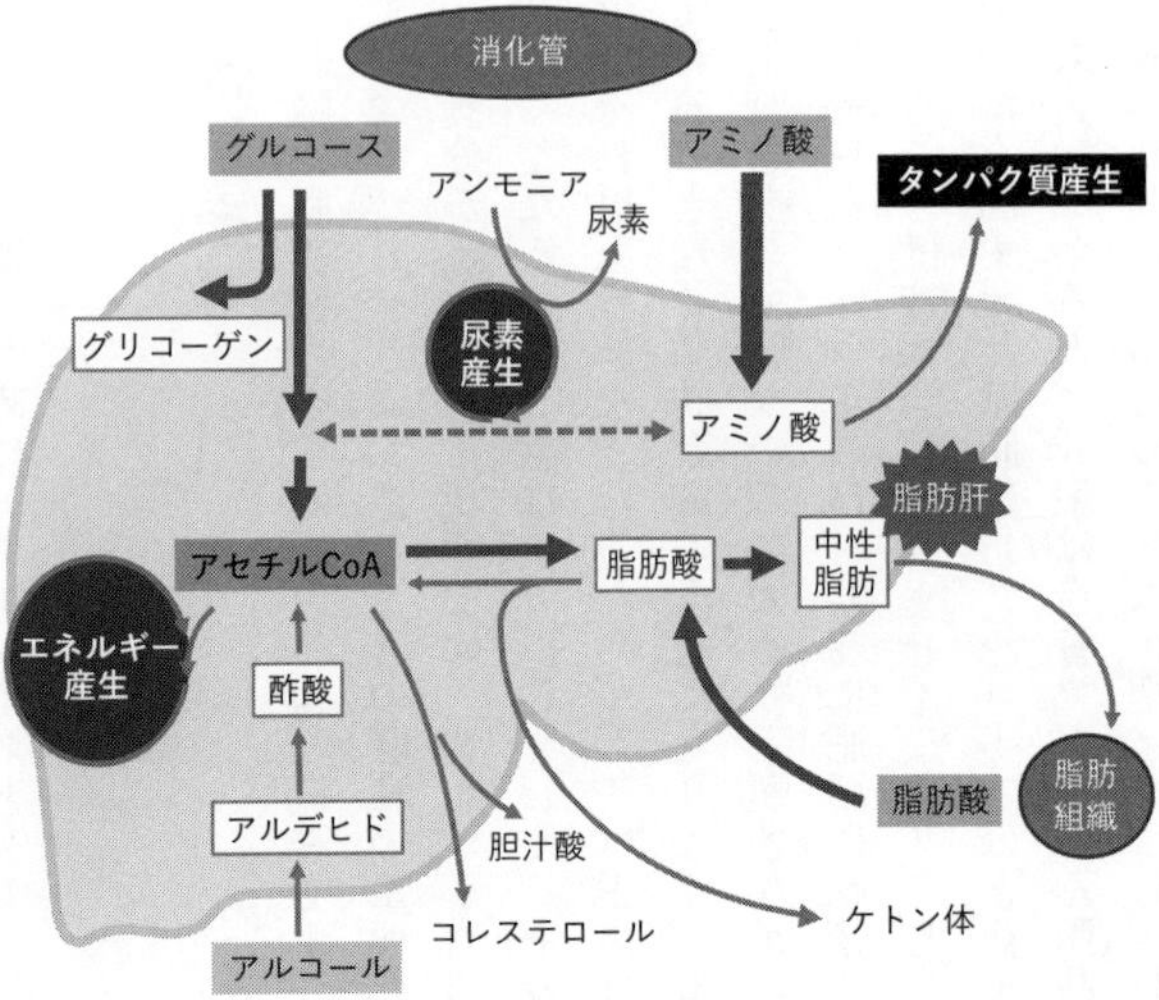

図22　食後の肝臓の代謝

酸もますます多くなります。内因性の脂肪酸、外因性の脂肪酸いずれも、そのままでは毒性が高いので、肝臓はそれらを三価アルコールの一種であるグリセロールとくっつけて、どんどん中性脂肪にしていきます。

肝臓で合成された中性脂肪は、普通はVLDL（超低密度リポタンパク質）という「タンパク質と脂質の複合体」になって肝臓から分泌され、全身の臓器で利用されます。脂肪は水に溶けないので、タンパク質という運搬体が必要になるのです。しかし、分泌するよりもつくるほうが優勢になると、肝臓の中に中性脂肪が脂肪滴として蓄積します。これが

「脂肪肝」です。本来は、肝臓がつくった脂肪は血中に放出され、それを全身が利用することでバランスが取れるのですが、飽食の時代には、余った脂肪を自らがため込んでしまい、病気になるということが起こります。

コレステロールの合成

コレステロールをつくっているのも肝臓です。健康診断では、コレステロール値が高くなることを気にしている人が多いと思います。動脈硬化の原因になると知られていますから当然でしょう。しかし、実は肝臓が悪くなると、血清コレステロール値は低下します。肝臓を専門に診療している私たちのような医師にとっては、コレステロールが上がることよりも、下がることのほうが心配です。

コレステロールは単なる悪者ではなく、細胞膜の構成成分として大切な生体分子です。肝臓は、これをつくって全身に配っています。先述したように、肝臓は脂質をＶＬＤＬとして分泌しているのですが、この中には、肝臓でつくられた中性脂肪だけでなくコレステロールも含まれています。

ＶＬＤＬは「運搬体」として、まず脂肪組織に行って、ここで中性脂肪を脂肪組織に引き渡します。引き渡したあとは少し組成が変わり、ＬＤＬ（低密度リポタンパク質）という名前になります。コレステロールの比率が多くなったＬＤＬは、末梢《まっしょう》のさまざまな組織に行き、細胞膜の構成や、ステロイドホルモンやビタミンＤの原料などとして重要なコレステロールを各所に引き渡します。この際、末梢の組織の一つである血管内皮細胞や貪食《どんしょく》細胞などにもコレステロールが輸送され、それらにコレストロールが蓄積されすぎると動脈硬化になるのです。

コレステロールが悪者にされるのはまさにこのためなのですが、血液中のコレステロールにしても、ＬＤＬコレステロールにしても、本来は、末梢の組織にまできちんと届けなければならない大切なからだの素材なのです。ちなみにＨＤＬ（高密度リポタンパク質）という名前の運搬体もありますが、これはＬＤＬとは逆に、コレステロールを末梢組織から肝臓に運んでいます。コレステロールを測定する際、ＬＤＬは「悪玉」、ＨＤＬは「善玉」といわれることがありますが、これはそうした事情によるものです。

胆汁酸の合成

これまでの章で見てきたように、胆汁はヒポクラテスの時代から知られていた「体液」でした。胆汁の主要な構成成分である胆汁酸は、水に親和性のある部分と脂肪に親和性のある部分をもっていて、消化管から脂肪を吸収しやすくする働きがあります。

胆汁酸は、肝臓でコレステロールから合成され、やがて胆道に排泄される一群の分子です。胆囊内で濃縮され、十二指腸に排泄されます。消化酵素ではないのですが、食物中の脂肪を乳化して消化・吸収されやすくします。肝臓でつくりだされるコレステロールの半分以上が、胆汁酸の合成に用いられています。肝臓でつくられる胆汁酸を「一次胆汁酸」といい、これが腸管の細菌による代謝を経ることで「二次胆汁酸」になります。いずれも小腸の末端で大部分が再吸収され、再利用されます。これを「腸肝循環」と呼んでいます。

肝臓の炎症を抑えたり、胆石の形成を抑制したりする薬に「ウルソデオキシコール酸」というものがあります。これは二次胆汁酸の一種です。昔は、動物（熊）の胆囊からとられていましたが、今は化学的に合成されたものが薬として使用されています。

ウルソデオキシコール酸を投与すると、これが胆汁酸合成の材料になり、胆汁酸の分泌が高まります。それにより、胆汁中でのコレステロールの割合が減って、コレステロールを成分とする胆石ができにくくなるのです。また、ウルソデオキシコール酸は、他の胆汁酸にくらべると細胞に与えるダメージが少ないので、肝炎の沈静化にも有効です。以前は、C型肝炎の患者さんによく使われていました。また、ウルソデオキシコール酸は、服用すると消化吸収も促進します。

昔から、熊の胆囊は万能薬として珍重されてきました。からだにとっていい反応が起こることが多いと、経験的に知られていたのではないかと思います。唯一の副作用は、患者さんによっては、消化管内の胆汁酸が過剰になり、軟便傾向になることです。下痢が理由で服薬できなくなる患者さんもいます。

胆汁酸は、その九五パーセント以上が回腸の末端で再吸収され、便中に排泄される量はわずかですが、これは私たちがもっている唯一のコレステロール排出のルートです。最近、胆汁酸の再吸収を阻害する薬が、便秘の治療薬として使われるようになっています。従来型の便秘薬では効かない患者さんにも有効なことがあります。

タンパク質の合成

タンパク質の合成は、どんな細胞でも日常的に行われています。遺伝情報にしたがってアミノ酸を組み立てて、からだの中でいろいろな働きをするタンパク質をつくっているのです。

肝臓が特殊なのは、自分の細胞を維持し、自分の細胞の機能を果たすためにタンパク質を合成しているだけではなく、他の細胞や臓器のために、タンパク質をせっせとつくっていることです。肝臓は、自分のためにではなく、他の臓器のためにグルコースやケトン体を生成しているという話も先ほどしたばかりです。肝臓は、あくまでも「利他的」に、黙々と働く臓器なのです。

ところで、血液の中でもっとも量の多いタンパク質は何かご存じですか。その答えは「アルブミン」です。血液中のタンパク質のなんと半分以上を占めています（血清中に４g／dL程度存在します）。アルブミンは、肝臓がつくる大切なタンパク質で、血管の中に水を保持する作用をもっています（膠質《こうしつ》浸透圧といいます）。また、いろいろな物質と結合して、運搬する働きもあります。黄疸の説明のところで触れた不溶性のビリルビンを運搬しているのも、アルブミンでした。

アルブミン以外にも、肝臓によってつくられる大切なタンパク質があるので紹介しておきましょう。一つは「凝固因子」です。凝固因子というのは、一つのタンパク質ではなく、血液を固めるタンパク質のグループです。

指を切ると血が出てきますが、おさえているとそのうち血は止まります。このとき傷口には、血液の中の「血小板」という細胞が凝集してきて、まず蓋をします。これを「一次血栓形成」といいます。次に、血液の中のタンパク質である凝固因子が活性化されて、血液が固まります。これを「二次血栓形成」といいます。血が止まるという現象は、最初に血小板が応急処置をし、のちに凝固因子がそれを固めると考えてください。

肝臓が悪くなると、血液中のアルブミンや凝固因子が欠乏してきます。アルブミンが低下すると血液の中に水を保持できなくなりますから、これが血管外に漏れて、浮腫や腹水の原因になります。凝固因子が低下すると、血が固まりにくくなり、出血の傾向が見られるようになります。

肝臓はその他にも、免疫に関係するタンパク質として、「補体」という免疫で重要な役割を果たす一連のタンパク質や、炎症が起きたときに上昇するC反応性タンパク（CRP）などをつくっています。

病院で血液検査を受けたとき、「CRPが上がっているので、どこかに炎症があるかもしれません」といわれた経験のある方が、もしかしたらいるかもしれません。CRPは、からだの中で炎症が起こるたびに肝臓が合成し、血液中に放出するタンパク質なので、炎症のマーカーとして臨床検査で利用されています。

肝臓がからだ全体のためにつくって、血液中に送り出しているタンパク質はまだまだあります。アルファ1アンチトリプシンというタンパク分解酵素（欠損すると肺気腫になります）、鉄を運搬するトランスフェリン、赤血球から漏れ出たヘモグロビンの有害な作用を中和するハプトグロビン、銅を運搬するセルロプラスミン——挙げていくと膨大なリストになりますので、本書ではこのあたりで止めておきます。

尿素の合成

加えて、肝臓は老廃物の処理に関係する尿素の合成も行っています。

そもそも三大栄養素というのは、炭素（C）、水素（H）、酸素（O）でつくられているのですが、タンパク質、そしてその構成単位であるアミノ酸だけは、これ以外に窒素（N）を含んでいます。炭素は二酸化炭素として、水素と酸素は水として、それぞれ肺と腎臓から排泄できるのですが、窒素は工夫しなければうまく排泄することができません。それどころか、窒素からはアンモニア（NH_3）が絶えず生成されています。とりわけ消化管では、細菌のもつ分解酵素によってアンモニアが大量につくりだされ、これがからだに吸収されています。アンモニアは生体にとって極めて有害な物質で、私たちのからだは、これを無毒化して外に排泄しなければなりません。

肝臓には、「尿素サイクル」と呼ばれる複数の酵素からなる代謝回路があります。これによって、アンモニアは無毒な尿素に変換されます。変換された尿素は、血流に乗って腎臓に到達し、腎臓から排泄されます。

肝臓が悪くなると高アンモニア血症になり、肝性脳症という精神症状が出てくる一方、腎障害では血液中で尿素窒素（尿素に含まれる窒素）が上昇するのは、こうしたメカニズムによるものです。アンモニアの上昇は肝不全、尿素窒素の上昇は腎不全の指標になるのです。

ちなみに、肝臓の尿素サイクルを構成する酵素が欠損する遺伝性疾患もいくつかあります。

このような疾患をもつ患者の方は、小児期や成人期に肝性脳症を起こすことがあります。こうしたケースでは、肝性脳症を誘発するような食事を避け、薬物療法が行われます。上のような治療でコントロールできない場合は、肝移植で治療します。

肝臓の尿素サイクルは、一九三二年にドイツの医師ハンス・クレブスにより発見されました。生体内の回路を形成する代謝システムの初めての発見でした。彼はその後、ナチスの迫害を避けて英国に渡り、五年後、細胞内のすべての栄養素のエネルギー転換に重要な役割を有する装置であるクレブス回路を発見し、後にこの功績によりノーベル賞を受賞しました。

薬物代謝

体内で日々生まれる老廃物を処理するという、肝臓の機能を説明してきました。それ以外に、からだの外から入ってきたものも肝臓は処理しています。その代表的なものが、私たちが病気の治療や健康のために服用している薬、もう一つが、楽しみのために飲んでいるアルコール（エタノール）です。アルコールの話は次章に譲ることにして、ここでは薬の話をしておきましょう。

肝臓は、薬物代謝において、主要な役割を担う臓器です。薬は、一般的には、代謝によって不活化される（効力を失う）のですが、化合物によっては代謝されることによって薬の活性が出てくる場合もあります。肝臓での薬物代謝を利用して、選択的に薬物の効果を肝臓で発揮させるために、わざわざ不活性な化合物を投与する場合があります。これを「プロドラッグ」と呼んでいます。C型肝炎やB型肝炎に対する抗ウイルス薬にも、このようなタイプの薬剤が存在します。

通常、肝臓は薬物を二段階の経路で代謝します。第一段階目の反応は「シトクロムP450」(次章参照)という酵素群によるもので、二段階目の反応は水に溶けやすくする「抱合」です。

このうち第一段階の反応における代謝物は、しばしば肝臓に対して毒性を示す場合があり、薬物性肝障害の原因になることがあります。米国では鎮痛剤としてアセトアミノフェンが常用されていますが、アセトアミノフェンの代謝産物による肝障害が起こる場合があります。シトクロムP450は、多くの薬物および物質の影響を受けやすいので、ある薬物の作用で別の薬物の毒性が強くなったり、他の薬物の治療効果が低下するなどの相互作用が起こることがあります。「薬の飲み合わせがよくない」という言葉を耳にすることもあるかと思いますが、この原因の一つは肝臓の薬物代謝の問題なのです。

第4章

アルコールvs.肝臓

飲んでいい人、だめな人

ビールに日本酒、焼酎、ワイン、ウィスキー――。みなさんはお酒が好きでしょうか。本書を手に取ってくださった方の中にも、日常的にアルコールを嗜《たしな》まれる方がいらっしゃるかと想像します。アルコールには、それぞれだいたい決まった割合のエタノールが含まれています。エタノール濃度が高い順に、強いお酒、弱いお酒などといわれています。右に挙げた中ではウィスキーがいちばん強くて、その次に、焼酎、日本酒、ワイン、いちばん弱いのがビールになります。ウィスキーの度数が四〇パーセント、焼酎二五パーセント、日本酒一五パーセント、ワイン一二パーセント、ビールで五パーセントくらいになります。

ただし、エタノール濃度が低いお酒もたくさん飲めば、量はもちろん同じになります。濃度×量ですね。簡単には、アルコールの度数に飲んだ量（ミリリットル）をかけて、それを〇・八倍すると、グラム換算の摂取したエタノール量になりますから、計算してみてください。これが一日に二〇グラム未満だったら節度のある適切な飲酒、六〇グラム以上であれば多量飲酒者（飲みすぎ！）になります。

アルコール発酵と飲酒の歴史

飲酒の歴史は古く、古代メソポタミアや中国でも、果実や麦からお酒をつくっていたという記録が残っています。また、シベリア南西部から中央アジアにかけて広がるステップ地帯では、馬乳を原料にお酒をつくっていました。お酒は、グルコースのアルコール発酵によってつくりだされます。これは酵母が、解糖系でグルコースをピルビン酸に分解し（ここまでは人体で起きている過程と同じです）、さらにアセトアルデヒドにして、最終的にエタノールに変換して酸素なしで完結する過程です（動物にはこれに類するものとして乳酸発酵という過程があります）。

酸素を消費しない「発酵」の過程に対して、酸素を消費する過程を「呼吸」と呼びます。酵母は、酸素が少ないときは発酵によって多量のグルコースを消費しますが、酸素が多くなると呼吸を行い、グルコースの消費量を節約します。お酒をつくる際に使用される酵母は、アルコール発酵を好んで行うタイプのものです。

果実のように、最初からグルコースがある場合は、そのまま放っておいてもお酒になりますが、米の場合はデンプンなので、これを加水分解してグルコースにする過程が必要です。日本酒の製造で出てくる麹《こうじ》は、この過程を促進するカビの一種です。これらの過程でつくられるお酒を醸造酒といいますが、アルコール発酵の場合は、アルコールがある程度の濃度になると反応が止まってしまって、それ以上アルコールが増えることはありません。

八世紀以降になると、ヨーロッパで蒸留酒がつくられるようになり、度数の強いアルコールが一気に増えました。アルコールは沸点が低いので、温めると水より先に気化します。これを繰り返すと、アルコール濃度をいくらでも上げることができたのです。蒸留するにはアランビックと呼ばれる蒸留器が必要なのですが、これはアラビアの錬金術から生まれてきた技術です。

メソポタミアやエジプトの人たちは、結構な量のビールを飲んでいたようです。ビールは麦が原料で、麦はデンプンなのですが、幸い穀類の中にデンプンを糖化する（グルコースにする）酵素が含まれています。したがって、粉に挽《ひ》いてやれば、比較的簡単にビールになるのです。

ギリシア・ローマの人たちは果実からできるワインを好みました。ただし、あまり濃いワインは好まず、水で割って飲んでいたようです。その後、中世になると、ワインよりビールが好まれるようになります。これは、ヨーロッパの内陸で大麦地域が広がり、ビールを大量に醸造できたからです。そして、先述した蒸留などの技術が出てきて、アルコール濃度の高い飲料がつくられるようになると、徐々にアルコールによる健康障害が問題になっていったのです。

アルコールの代謝

前章の最後に、エタノールが肝臓で代謝されるという話をしました。肝臓は、エタノールを二段階で代謝します。一段階目がアルコール脱水素酵素（ＡＤＨ）によるアセトアルデヒドへの代謝、二段階目がアルデヒド脱水素酵素（ＡＬＤＨ）による酢酸への代謝です。先述したとおり、酢酸というのは食事で使う酢に入っているものです。エタノールは、あの酸っぱい「お酢」になるのです。

酢というのは意外と高カロリーなのですが、これが肝臓で使われることは少なく、多くは筋肉や心臓、腎臓に取り込まれ、そのエネルギー源になります。これらの臓器は、酢酸を最終的に水と二酸化炭素にまで分解してエネルギーを引き出します。水は血液を介して、腎臓から排泄され、二酸化炭素は肺から排泄されます。

二段階目の代謝における酵素（ＡＬＤＨ）の活性には個人差があり、代謝が進みやすい人と進みにくい人がいます。アルデヒドというのはかなりの毒物で、お酒で赤くなったり、気分が悪くなったりするのはこれのせいです。二段階目の酵素が弱い人はアルデヒドが溜まりやすく、赤くなったり気分が悪くなったりするので、お酒があまり飲めません。こういう人を「フラッシャー」といいます。一方、ＡＬＤＨの活性が高い人は、アルデヒドがあまり溜まらないのでどんどん飲めるわけです。でも、飲むスピードが速かったり、量が多かったりすると、肝臓内のアルデヒドの量は増えるので、結局肝臓を悪くします。

アルデヒドは肝臓に悪いだけでなく、唾液から分泌されて、食道がんの原因になることが知られています。アルデヒド濃度を上げると、からだのさまざまな部分の細胞を傷つけることになります。また、大量の急速な飲酒は、血中エタノール濃度を急激に上昇させ、脳の働きにダメージを与えます。これが急性アルコール中毒です。

ＡＬＤＨ２の遺伝子多型

肝臓でアセトアルデヒドを酢酸に代謝する主要な酵素に、ＡＬＤＨ２（二型アルデヒド脱水素酵素）があります。少々ややこしいですが、ＡＬＤＨ２に対応する遺伝子には、四八番目のアミノ酸がグルタミン酸の人とリシンの人がいます。グルタミン酸の場合はＡＬＤＨの活性がありますが、リシンに置き換わった場合はＡＬＤＨの活性がありません。前者のもとになる遺伝子をALDH2＊1、後者のもとになる遺伝子をALDH2＊2と呼んでいます。欧米ではALDH2＊1遺伝子をもつ人が大多数なのですが、東洋人は非活性型のALDH2＊2遺伝子をもつ人が多いことが知られています。

アルデヒドの代謝の能力は、ALDH2＊1遺伝子を二つ有する場合（活性型ホモ接合体）を一〇〇パーセントとすると、一つの場合（ヘテロ接合体）は二〇パーセント、反対にALDH2＊2遺伝子を二つ有する場合（非活性型ホモ接合体）は〇パーセントで、ほとんど代謝できません。

したがって、非活性型ホモ接合体をもつ人がお酒を飲むと、肝臓に大量のアルデヒドがつくりだされ、それが血液中に漏れてくるので、特有のフラッシング反応（顔面紅潮や低血圧、動悸）が出てきます。このような人は、たいへんな気分不良を経験するので、そもそもお酒が飲めません。反対に、欧米に多い活性型ホモ接合体をもつ人は、お酒を飲んでもアルデヒドがあまり溜まらないので、結構な量を飲んでも平気なことが多いです。

問題は、ヘテロ接合体をもつ人たちです。中途半端にアルデヒドが処理できるので、それなりに飲めるのですが、肝臓内や血液中のアルデヒドは高い状態になるため、臓器障害を起こしやすいとされています。要するに、お酒を飲んで顔が赤くなる人は、ほぼ間違いなくヘテロ接合体をもつフラッシャーですから、あまりたくさん飲まないようにしてください。日本人は、地域にもよりますが、約五〇パーセントの人が活性型ホモ接合体、四〇パーセントがヘテロ接合体、一〇パーセントが非活性型ホモ接合体とされています。

コラム6

縄文人と弥生人

古代人のゲノム解析研究によると、日本人のルーツはおよそ一万六〇〇〇年前から日本列島で狩猟採集生活をしていた縄文人と、約三〇〇〇年前に半島を経由して稲作を伝えた渡来系弥生人のハイブリッドといわれています。縄文人は鼻が高く、巻き毛で目が茶色、弥生人は鼻が低く面長など、いろいろな形質学的特徴が指摘されてきました。ゲノムについての最近の研究では、縄文人は南アジアと北方に二つの起源があるようです。また、弥生系のルーツは、稲作の先進地帯である長江《ちょうこう》流域や雑穀農耕が栄えた西遼河《せいりょうが》流域にあるそうです。

肝臓に関する話でいうと、右でお話しした「お酒に強い／弱い」が、ルーツに関係しています。ＡＬＤＨ２の遺伝子多型に、有意の差が見られるのです。縄文系の人たちは

ＡＬＤＨ２＊１の活性型であり、お酒には強かったようで、逆に弥生系は非活性型を持つ人が多かったようです。翻って現代では、東北地方や沖縄地方の人たちが、日本人全体にくらべて活性型を保持する率が高いことが知られています。

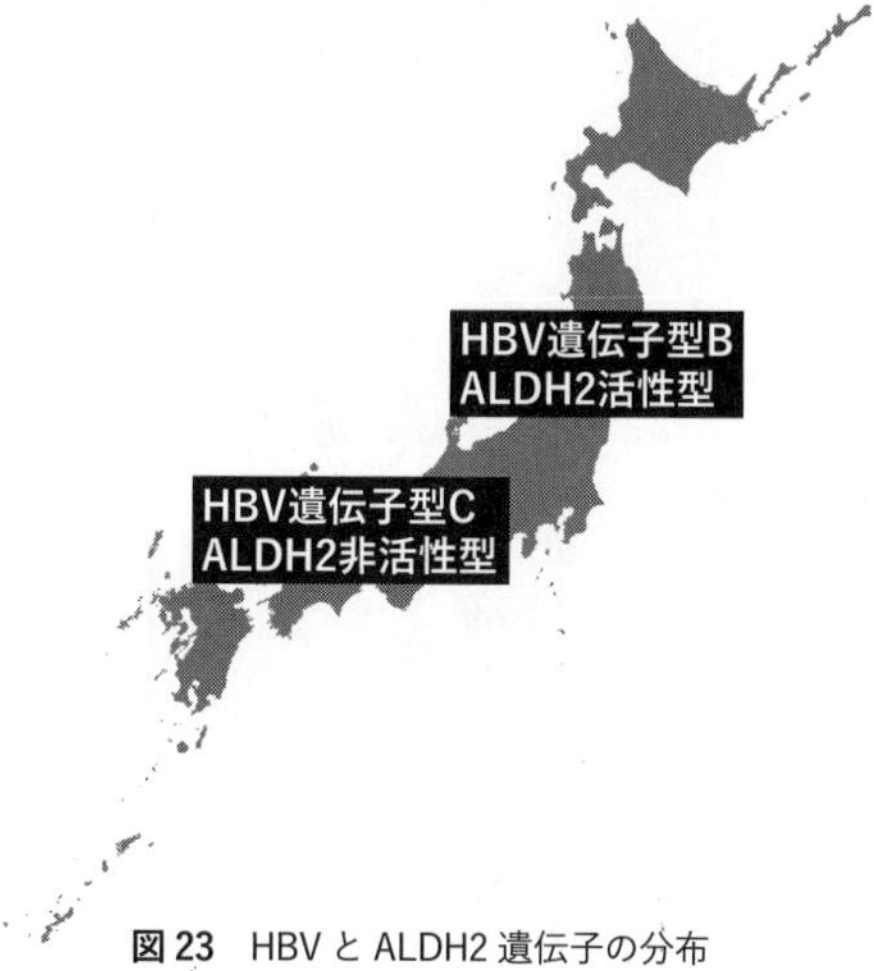

図23　HBV と ALDH2 遺伝子の分布

また、母から子へと受け継がれるＢ型肝炎ウィルス（ＨＢＶ）でも、同様のことがいわれています。Ｂ型肝炎ウィルスには多様性があり、世界ではＡからＪまで一〇個の遺伝子型が存在します。日本はほとんどが遺伝子型ＢかＣで、おおよそＣが八〇パーセント、Ｂが二〇パーセントなのですが、実は東北や沖縄には遺伝子型Ｂが多いのです。おそらく、日本列島で狩猟採集と定住の文化を築いた縄文の人たちが遺伝子型Ｂのウィルスを代々引き継ぎ、他方で稲作を伝えた弥生人たちは、遺伝子型CのB型肝炎ウイルスを広めたのではないかと考えられています。

アルコール代謝の三つの経路

肝臓でのアルコール代謝の主要な経路は、先ほど紹介したADH（アルコール脱水素酵素）とALDH（アルデヒド脱水素酵素）からなる二段階の代謝なのですが、実はこの他に補助的に働く経路が二つ存在します。ともにエタノールをアセトアルデヒドに代謝する経路で、一つはペルオキシソームという細胞小器官で行われる「カタラーゼ」というタンパク質による代謝、もう一つは、小胞体という細胞小器官で行われる「シトクロムP450」という酵素による代謝です。

シトクロムP450による代謝は、エタノール濃度が低いときはほとんど働きませんが、大量に飲酒しエタノール濃度が高くなると、この経路での代謝量が多くなります。お酒の飲めない人が「飲んでいるうちに強くなった」といわれることがありますが、これはこの代謝系の誘導によります。しかし、この経路は、通常のADHによるアルデヒド代謝とは異なり、アルデヒドの量による制御がかからないので蓄積する可能性があり、肝臓にとってはよくあ

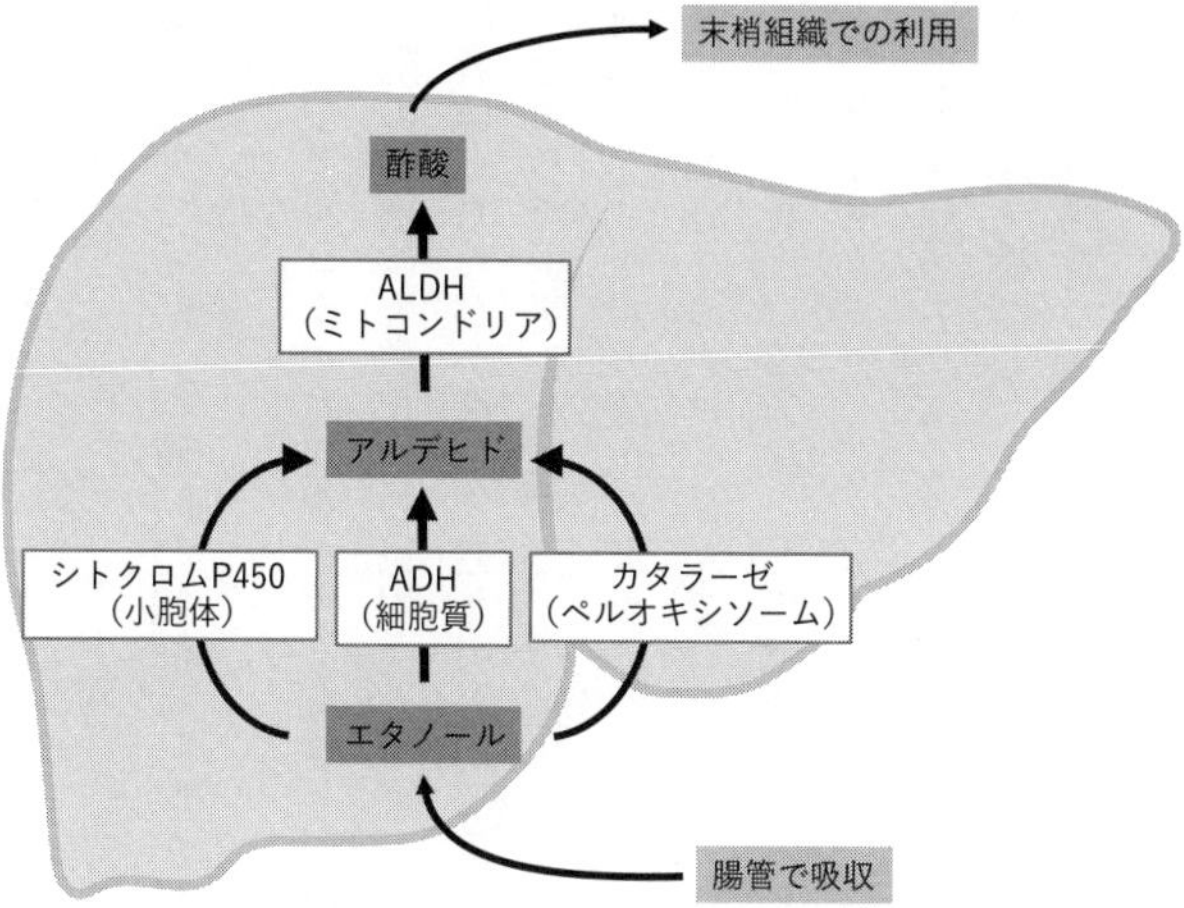

図24　アルコールの3つの代謝経路

りません。

また、前章でも話したように、シトクロムP450というのは薬物代謝とも関係が深く、たとえば飲酒者が鎮痛剤としてアセトアミノフェンを服用した際に毒性の代謝物が増えてしまい、吸収量が少ないにもかかわらず肝障害が起きる場合があります。

食べずに飲むか、食べながら飲むか

一般に、「何も食べずにお酒だけ飲んでいるとからだに悪い」といわれます。これは結論からいうと正しく、そこにはいくつかの理由があります。

一つは、アルコールの吸収です。アルコールは胃で四分の一、小腸で四分の三ほどが吸収されますが、何も食べずに飲むと吸収が早く、エタノールの血中濃度が急激に上がります。「一気飲み」などで起こる急性アルコール中毒は、血中アルコール濃度の上昇によるものですが、空腹時の飲酒は吸収が早いことから、血中アルコール濃度が上昇する方向に働きます。

血中アルコール濃度を上げるもう一つの要因は、肝臓の代謝の問題です。エタノールの二段階の代謝は「酸化」の過程なのですが、実は、脂肪酸の分解も典型的な酸化過程であり、両者はどちらかが進むとどちらかが滞るという、いわば拮抗した関係にあります。脂質代謝のところで説明したように、空腹時には肝臓内で脂肪酸の分解（酸化）が進みますから、反対にエタノールの酸化が進みにくくなり、やはり血中のアルコール濃度が上がりやすくなります。酒好きの人は「飲んでいれば食べなくてもいい」とよくいいます。これは血中アルコール濃度を上げる方法としては正解かもしれませんが、からだにとっていいことだとはとても思えません。

「食べずに飲む」ことがよくないもう一つの理由は、それが続くことで起きる長期の弊害です。前章で確認したように、エタノールからつくりだされる酢酸は、アセチルCoAになったのち、他の臓器でエネルギー源として使われます。ところが、お酒を飲んで何も食べない人は、むしろ不健康な痩せ方をしてくることがあります。これは、アルコールから代謝された酢酸

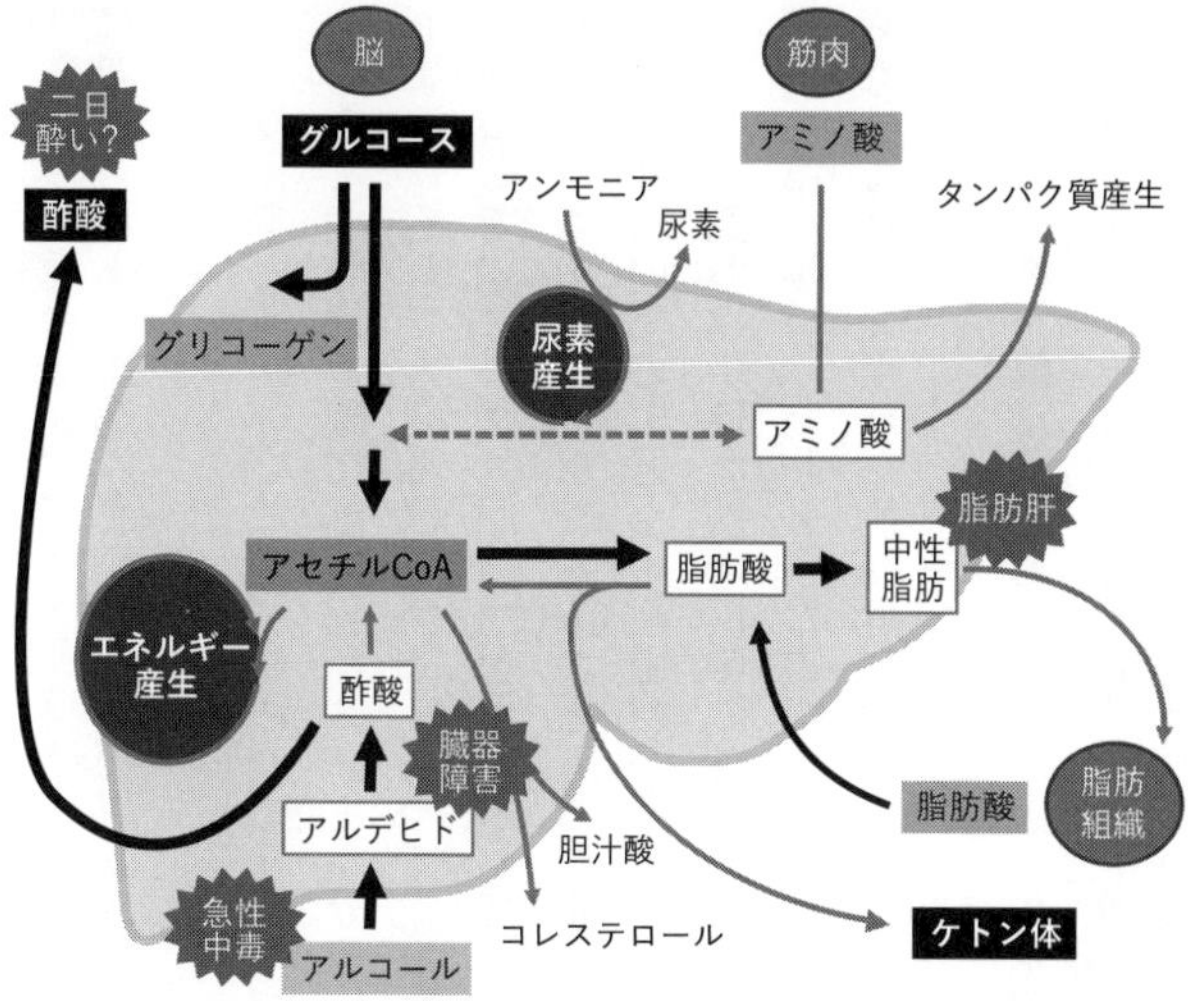

図25　飲酒時の肝臓の代謝

をアセチルCoAに転換することはできても、グルコースに戻すことはできないためです。グルコースが足りなくなると、肝臓でタンパク質を分解して、取り出したアミノ酸から新たなグルコースをつくりだす必要があります（これを糖新生というのでした）。アミノ酸の材料は末梢の筋肉ですから、食べずに飲んでいると、当然痩せてきます。適度にほっそりするのではなく、げっそりと衰えた栄養不良の状態になっていきます。とてもじゃないですが、健康的な飲み方とはいえないわけです。

それでは、食べながら飲んだら問題はないのでしょうか。たしかに、胃の中に食物があれば、アルコールの吸収はいくぶん穏やかになります。脂肪酸の酸化が起こっていないので、エタノールの二段階の代謝もスムーズに進みます。食事で炭水化物を補えば、アミノ酸を削っての糖新生もしなくて済みます。

こう書くと何かいいことずくめのようなのですが、実はいいことだけではありません。お酒を飲んで肝臓の酸化能力をエタノール分解に費やすと、今度は脂肪酸の分解ができなくなります。それでも食事はいっぱい入ってくるので、肝臓は、どんどんグルコースを分解します。ここで「クレブス回路」を思い出してください。クレブス回路も酸化過程なので、分解したグルコースはアセチルCoAのところで止まってしまい、今度は脂肪酸合成にまわります。結果、肝臓内でどんどん中性脂肪が蓄積するのです。

また、飲酒は中性脂肪が肝臓の外に出る動きも抑制します。後述しますが、飲酒による肝臓病の第一歩は「脂肪肝」なのです。食べながら飲むと、血中アルコール濃度はあまり上がらなくて済みますが、脂肪肝になってしまうと、結局、肝臓が悲鳴を上げる事態につながります。

よく、お酒を飲んだあとに「〆」として麺類を食べる人がいます。実は、あの選択は空腹のまま飲酒してしまったために上昇した血中アルコール濃度を下げるという意味では理にかなっています。脂肪の分解を止めることによって、エタノール代謝に酸化能力を割くことができるからです。しかし、取り込んだグルコースは、肝臓の中で脂肪酸合成にまわるので、脂肪肝ができる要因になります。やはりいずれにしても、「ほどほどが肝心」なのです。

「お酒の弊害」はいつ明らかになったか

アルコール多飲者に肝硬変や肝がんが多いと最初に指摘したのは、一八世紀末に活躍した英国の医師マシュー・ベイリーでした。先ほど説明した、肝臓に存在するＡＤＨとＡＬＤＨがアルコールを酢酸に代謝するというメカニズムが知られるようになったのは、一九三〇～四〇年代のことです。その後も、アルコールによる肝障害はアルコールそのものの影響ではなく、飲酒にともなう低栄養によるものだという考えが主流でした。現代は飽食の時代であり、お酒を飲む人はむしろ太っていたりするのですが、かつては食事もせずにお酒を飲むという人たちが今よりたくさんいたのです。

アルコールに直接的な肝臓への毒性があることを証明したのは、米国の肝臓学者チャールズ・リーバーです。彼は、バブーン（ヒヒ）にじゅうぶんな栄養を与えて、総カロリーの五〇パーセントという過量のエタノールを摂取させました。小動物ではこのような実験が難しかったのですが、バブーンを用いることにより、アルコール負荷が肝障害のリスクを高めることを証明しました。飲酒をすれば肝臓が悪くなるというのは、今では誰でも知っていることですが、飲んだアルコール自体が悪いのかどうかは、長らくよくわかっていなかったのです。リーバーがそれを明らかにしたのは一九七四年のことです。実は、思ったよりも最近のことなのです。

二日酔いの原因

本章の最後に、誰もが一度は（あるいは何度も）経験する二日酔いについて話します。

そもそも急性アルコール中毒、あるいは飲酒による酩酊は、血中のアルコール濃度の上昇による脳へのダメージが原因であることがわかっています。血中アルコール濃度が〇・二パーセントになると酩酊状態になり、〇・四パーセントを超えると極めて危険であるといわれています。

それでは、飲酒後すぐではなく、しばらくしてから不快な症状が発生する二日酔いは、なぜ起こるのでしょうか。実は、そのメカニズムがはっきりとわかっているわけではありません。アルコールの代謝産物であるアルデヒドの蓄積が、不快な症状に関係しているとされています。また、もっと単純に考えれば、エタノールにより消化管の粘膜にダメージがもたらされる、つまり胃が荒れるからムカムカするという要因もあるでしょう。

もう一つ考えられるのは、やはり代謝の問題です。飲酒をすると、肝臓から普通ではありえないほどの酢酸が血中に放出されます。酢酸自身には毒性はなく、他臓器の栄養素にもなるのですが、あまり過剰になると血液が酸性になります。これが気分の悪さに関係していると考えられています。

酢酸をエネルギーとして消費する代表は筋肉なので、お酒を飲んだあとに運動すると血中の酢酸濃度を下げることができます。お祭りで酒を飲みながら踊るというのは、古来よく行われる風習ですが、たしかに一理あるのです。しかし、ほろ酔い加減での運動は危ないです。医者としては勧められませんから、じゅうぶんに気をつけてください。

コラム7

夏目漱石とお酒、そして肝臓

漱石はお酒が嫌いだったことで有名です。鷗外は酒豪でしたが、漱石は下戸でした。『坊っちゃん』でも、「酒なんか飲む奴は馬鹿だ」と「坊っちゃん」にいわせています。

そして何よりも、『吾輩は猫である』の最後のシーン。漱石は、主人公の「吾輩」に「ビール」を飲ませて、酩酊の上で水死させ、物語を閉じています。飼い主の方はよくご存じでしょうが、猫は私たちと違って、肝臓でアルコールを代謝する酵素がありません。お酒を飲むと、少量でも、エタノールとして血中に残り、簡単に血中アルコール濃度が上がるのです。その後は、人間と同じで、血中濃度が〇・四パーセントを超えると「吾輩」のように急性アルコール中毒で昇天、ということになります。なぜ、彼が物語の閉じ方をこのようにしたのかはわかりませんが、いずれにしても、お酒を飲むということにあまり好意的ではなかったように感じます。

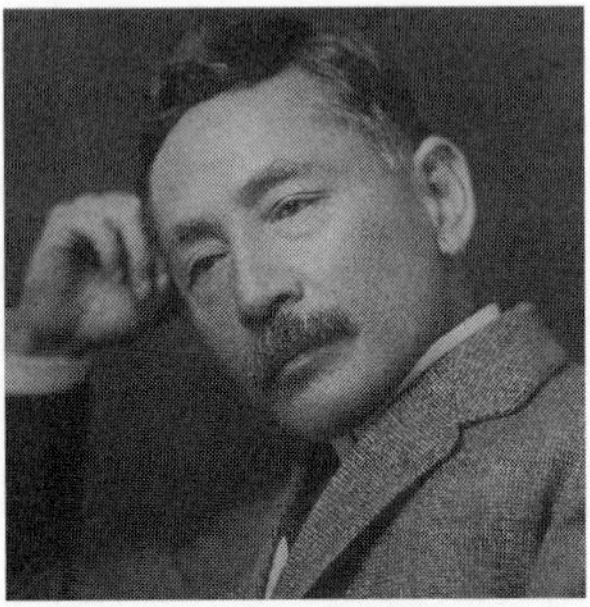

図 26　夏目漱石

　そんな漱石ですが、肝臓には恩義を感じていたようです。彼は、一九一〇年六月の『門』脱稿直後に胃潰瘍で入院し（入院先は内幸町にあった長与胃腸病院）、その後、医師の勧めもあり伊豆の修善寺《しゅぜんじ》で療養します。ところが、療養先で、八〇〇グラムに及ぶ大量の吐血をし、生死の境をさまよいます（「修善寺の大患」といわれるエピソードです）。幸い、なんとか一命をとりとめ、担架に乗せられて秋に帰京、再び長与胃腸病院に入院し、年明けには無事退院します。その春、漱石は、療養中に世話になった若い医師・森《もり》成鱗造《なりりんぞう》が地元の新潟に帰るというときに、送別会を開いています。このときの送別会の名称は「肝臓会」でした。これは、森成医師が鶏の肝臓や臓物が好きで、修善寺でよく食べていたからのようです。あるいは漱石も、長い療養中に、鶏の肝臓を滋養のために食していたのかもしれません。

「一病息災」という言葉がありますが、漱石はこの六年後に、胃潰瘍が原因で亡くなります。したがって、その言葉通りにはなりませんでした。ヒスタミン（H2）受容体阻害薬が開発され、胃潰瘍が内科的に治癒するようになったのは、一九七〇年代後半になってからのことです。それまでの胃潰瘍は極めて難治の疾患であり、死に至ることのある病でした。結果的に、「修善寺の大患」を機に漱石が健康を回復したわけではありませんでしたが、病の経験は、彼に「死」を見つめさせ、「個人」に囚われていた自身の考えを転換させ、他人のありがたさに目覚めさせてくれたと、随筆『思い出す事など』で述べています。

第5章 肝炎との戦い
研究者の格闘の歴史

人と肝臓との出合い、そしてその構造と機能の話をしてきました。ここからは、肝臓の病気の話に移りたいと思います。本章では、主に「肝炎」について説明します。

病理解剖の時代――肝硬変、肝がん、肝萎縮

黄疸がもっとも古くから知られていた「肝臓病」であることは、第1章でもお話ししました。古代においては、これが肝臓の病気なのか、はたまた胆嚢の病気なのか不明確でした。カッパドキアのアレタイオスは、足と腰まわりが腫れて黄疸が見られ、「硬い肝臓」をもつ患者についての記述を残しています。彼の優れた臨床の観察眼は、黄疸と肝臓の関連を見抜いていたのだと思います。

一方、ギリシア・ローマの医学を集大成し、それをもとに中世アラビア医学を展開した知の巨人イブン・シーナ（ラテン名はアヴィセンナ）が残した経典『医学典範』においては、黄疸は胆嚢の病気と位置づけられていました。アラビア医学は中世ヨーロッパに逆輸入され、イブン・シーナの著作は中世ヨーロッパに大きな影響を与えました。

近代になり、解剖学的に胆嚢と肝臓の関係が明確になると、一七世紀以降は、黄疸は肝臓の病気として記載されるようになります。しかし、病気との関連を明らかにするためには、正常な肝臓の解剖だけでなく、病理解剖が必要です。病気になって亡くなった患者さんのからだの中のどこに病気の原因があるのか、突き止めなくてはなりません。

病気はどこにあるのか——？　この問いに答える道を拓いたのが、一八世紀のパドヴァ大学の解剖学教授モルガーニです。ちなみに解剖医学の祖ヴェサリウスも、一六世紀にパドヴァで外科と解剖学の教授を務めていました。モルガーニは、生涯にわたって膨大な数の病理解剖を行い、晩年に（なんと八〇歳近くになってから）『解剖学的に研究した、病気の座と原因について』（一七六一年）を著しました。そこに書かれていることは、一口でいえば、「病気は局在する」ということです。すなわち、病気はからだの中のどこかの臓器の異常として存在しているということです。これは、近代病理学のスローガンになりました。モルガーニは、その著書の中で、硬い肝臓、すなわち肝硬変の病理について記載しています。しかし、彼にもまだ、肝硬変と肝がんの区別をつけることはできませんでした。

一八世紀後半になると、医療が大きく変化してきました。在宅医療から病院医療への変化が起こったのです。中世から病院のようなものはありましたが、これは教会や修道院が設立したもので、実態は貧しい人や病気になった人を隔離・収容し、施しを行うところでした。医療者はむしろ、ヒポクラテスのように患者のもとを訪れていたのです。しかし一八世紀後半には、医療を行うための病院が設立されるようになりました。フランスをはじめとした大陸では官立の病院が多く設立され、英国では寄付にもとづく私立の病院が設立されました。医師は病院に集まり、そこで医療を行うようになります。そのような状況下で、医療の経験を多くの医師が共有する場が生まれるようになり、臨床の医学が進歩します。また、亡くなった患者の病理解剖が病院で行われるようになったことで、臨床と病理解剖の結果が突き合わされ、ますます医学が発展したのでした。

一例として、一八世紀末から一九世紀初頭にかけて英国で活躍した、解剖学者のマシュー・ベイリーを紹介しましょう。彼はアルコールを多飲して亡くなった患者の遺体解剖時に、しこりのある肝臓がしばしば観察されることを記載しています。今でいうところの「アルコール性肝硬変」です。彼は、肝硬変でなる「硬い肝臓」と、肝がんによるしこり（腫瘤）も明確に分けました。

一九世紀のウィーンで活躍した病理学者カール・ロキタンスキーは、急性肝不全で死亡した患者に見られる黄色調の肝萎縮を報告しています。また、彼は脂肪肝の記載もしています。その他にも、一九世紀の中ごろに、英国人の内科医ジョージ・バッドが肝静脈の閉塞による肝硬変に典型的な臨床症状——腹痛、腹水、黄疸など——を記載し（一八四五年）、その後オーストリアの病理医ハンス・キアリがその病理像を明らかにしました（一八九八年）。肝静脈の閉塞によって引き起こされる一群の疾患は、バッド－キアリ症候群と呼ばれるようになりました。このように、肝疾患のマクロな病理像が、正確に記載されるようになっていったのです。

生検と組織診断

コルクの微細構造を観察し、細胞という言葉をつくったのは一七世紀のロバート・フックでした。しかし、現代的な意味での、生命における「細胞」の意義を明確にしたのは、一九世紀のシュライデンとシュワンです。一八三八年にシュライデンは植物の基本単位としての細胞の重要性を提唱し、翌年にシュワンはそれを動物に拡張しました。先述したベルナールも明らかに生物の階層性を意識しており、生体、臓器、組織、細胞のレベルで、生命現象は段階的により深く解明されなければならないと述べています。ベルナールの生理学は臓器レベルのものであり、彼もそれを自覚していましたが、その視線は明らかにその先に向かっていたのです。

ドイツでは、一八五八年にウィルヒョウが『細胞病理学』を出版しました。ダーウィンが『種の起源』で進化論を唱える前年のことです。彼は、病気の原因が臓器ではなく細胞にあることを宣言しました。先述のシュワンは、細胞が間質（細胞と細胞の隙間）から生まれると考えましたが、ウィルヒョウは細胞分裂によって生じるということも正しく指摘しています。「すべての細胞は細胞から」という彼の言葉は、時代を画するものになりました。

このような過程で、疾患の正体は肉眼で見える範囲にはなく、組織の中にこそ現れると考えられるようになりました。同時に、死後の病理解剖のみならず、生きている患者の病理組織像（生検）が重視されるようになりました。これは、病気の解明とともに診断にも役立つからです。

肝臓の組織検査（針生検）が行われるようになったのは、一九世紀末です。感染症や肝硬変、稀なものとしては糖原病（グリコーゲンが蓄積する遺伝性疾患）などを対象に、組織の一部を採取する検査が行われました。第二次世界大戦のころから、その件数は徐々に増加します。なぜかというと、重篤な肝炎症例が増加し、診断の必要性が増したためでした。肝炎は、肝硬変や肝がんと異なり、回復後に病理解剖を行いませんから、その実態は不明のままです。

診断時に行われる針生検によってのみ、その本質に迫ることができたのです。

肝臓の組織の採取はたやすいことではありません。外側から肝臓の正確な位置はわかりませんから、指でからだを叩く打診や、解剖学的な知識にもとづいて、推量で行わざるをえなかったからです。

そんな中、腹腔鏡という技術が登場します。これは、お腹の壁に数センチの穴をあけて、筒状の硬性内視鏡で腹腔内を観察するものです。二〇世紀初頭、ドイツやスウェーデンを中心に発展しました。肝臓を肉眼で観察しながら、狙いを定めて安全に生検を行える手技として普及していきました。一九九〇年ごろから、腹腔鏡の技術は外科手術に応用されるようになりました。最初の例は、腹腔鏡を用いた胆嚢の摘出です。今では肝臓の部分切除や胃や腸の切除など、さらに広範な領域に広がっています。

肝臓の病気のミクロの実態を見ることにより、いろいろなことが明らかになってきました。たとえば肝硬変は、肝臓の線維化によるものであり、線維が沈着することによって正常な小葉構造が破壊されて起こるということがわかりました。肝臓の小葉構造が破壊されると、肝臓に門脈を介して血液が入り、静脈から出ていくという、血液の循環がうまくいかなくなります。何よりも線維で肝臓が置き換わってしまうので、大切な肝細胞の数が少なくなり、肝臓の働きに支障が出てくるのです。

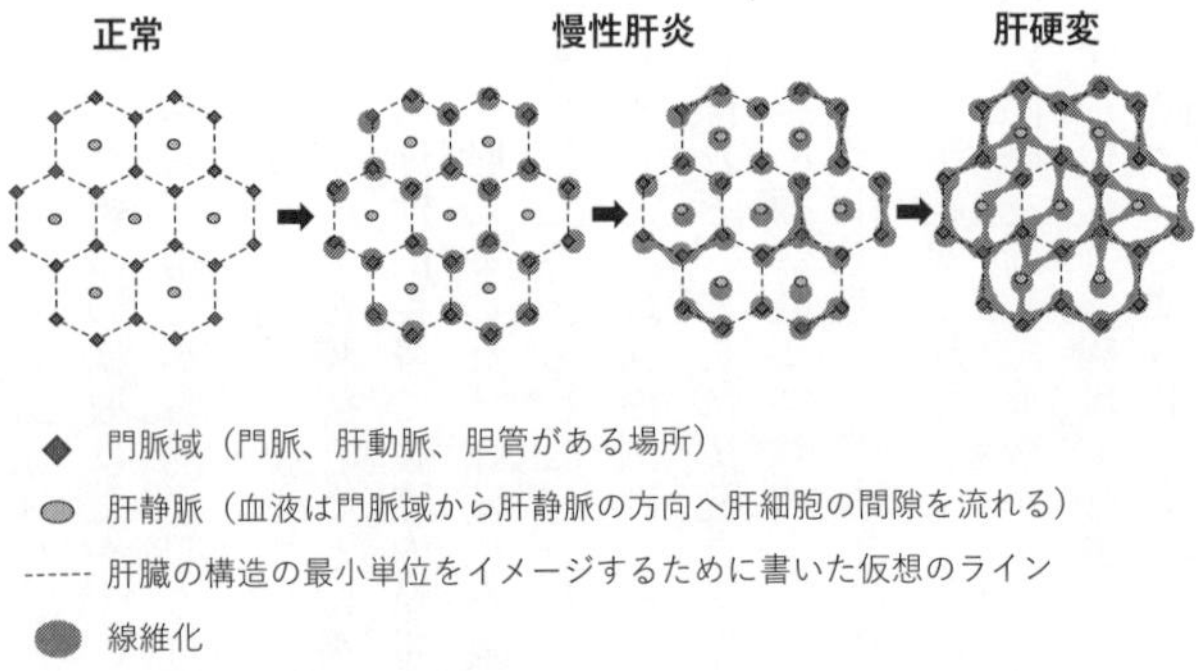

図 27　肝臓の線維化の拡大と慢性肝疾患の進行

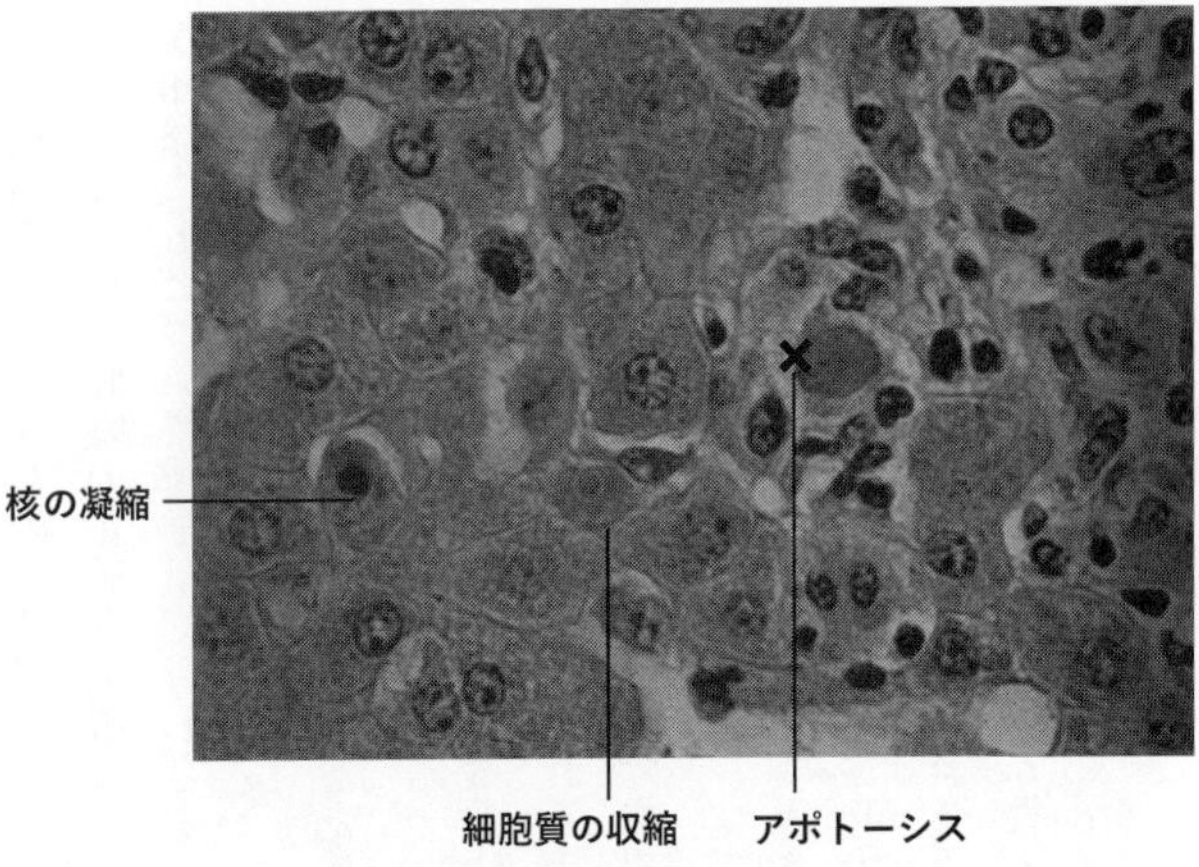

図 28　急性肝炎の組織像
W. SANDRITTER 図説「組織病理学」（医学書院）より

肝臓の病気がミクロに観察されはじめたころは、ちょうど細菌学が発展した時期にあたります。それは一方で、衛生環境の悪い時代であり、感染症の治療薬がない時代でした。世界には多くの感染症が蔓延《まんえん》していました。肝臓にも、梅毒や住血吸虫症など多くの感染症があり、それが生検で診断されました。

二〇世紀初頭の医科学の進展

二〇世紀前半は、解析技術の進展によって医科学全体が大きく進歩した時代です。それまで知られていた三大栄養素以外に、健康を維持するための微量栄養素（ビタミン）や微量元素（鉄、マンガン、コバルト、銅、亜鉛など）の重要性が次々に明らかになりました。

これらはもちろん欠乏すると困るのですが、逆に過剰に蓄積してもからだに支障が生じます。特に金属の代謝は、肝臓も大きくかかわっています。

肝臓によく見られる金属の代謝性疾患として、ウィルソン病が挙げられます。一九一二年に、英国の神経学者サミュエル・アレキサンダー・キニア・ウィルソンは肝硬変と致死的な神経症状、さらに角膜に特徴があらわれる家系を報告しました。ウィルソン自身はその原因を知ることなく亡くなりましたが、二〇世紀中ごろには、ウィルソン病は肝臓・脳・角膜に銅が沈着する疾患であり、その原因が肝臓から胆道への銅の排泄障害であることが明らかになりました。現在では、銅の排泄をうながす薬剤を使用することにより、疾患をコントロールできるようになっています。

血液を用いた検査

肝臓は「沈黙の臓器」といわれます。何かが起きたときの予備的な機能と再生能力が豊富なために、少々の障害では気づかない（症候が出ない）のです。そういう意味で「黄疸」は古来、唯一とはいいませんが、肝臓病を認識するための数少ない手段でした。

それ以外に、肝臓の病気を知る方法といえば、遺体の解剖に頼るしかありませんでした。肝臓の病気で亡くなった患者の解剖をすると、肝不全の患者の場合は肝萎縮が観察され、たくさんお酒を飲んでいた患者の場合は肝硬変や肝がんが見つかることがありました。

続いて肝臓の病気を明らかにする手段として出てきたのは、先ほどご説明した生検による組織検査、そして血液を用いた検査です。第1章で紹介したビリルビンという色素は、黄疸の原因になるものですが、血液中で測定できるようになったのは二〇世紀前半のことでした。現在、よく使用されている肝機能検査の項目のうち、最初期の例の一つです。そして肝障害の重要な指標であるALTが測定できるようになったのは意外と最近で、一九六〇年代のことです。それまでは、肝障害といえば、黄疸や、重症の場合は後述する「プロトロンビン時間」の延長で、なんとか疾患の評価ができる程度でした。軽度の肝炎などは、診断することも難しかったのです。

血液を化学的に解析することにより、肝臓の病気をより詳細に検出できるようになりました。「沈黙の臓器」に起こる、それまで知られていなかった病気の存在や、肉眼あるいは組織検査では簡単に見つからない異常のメカニズムが、徐々に明らかになっていったのです。

プロトロンビン時間

先ほど「プロトロンビン時間」という言葉が出てきましたので、説明しておきます。第3章で説明したとおり、肝臓はいろいろな種類のタンパク質をアミノ酸から合成して、これを血液中に放出しています。これを「血漿タンパク質」といいます。その中で、機能的に重要なものとして、「凝固因子」という一群のタンパク質があります。血液は、血管の中を流れていると液体ですが、怪我をして出血したりすると固まりますね。あの「凝固」という現象を担っているのが、凝固因子です。

この凝固因子は、肝臓が悪くなると低下してきます。つまり、血が固まりにくくなるのです。これは医療の現場としては困ったことなのですが、逆にいうと、血が固まりにくいという現象を正確に分析することで、肝臓が悪いかどうかがわかります。

凝固能力の優劣を知るための検査として、血液の血漿成分（液体成分のことです）を取り出してきて、そこに「組織因子」という成分を加えるやり方があります。組織因子は、血管外にあるので、普通は血液に触れることがありません。組織因子に触れると血漿は固まりはじめますが、血液中の凝固因子が正常である場合にくらべて、凝固因子に問題がある（あるいは少ない）と、凝固にかかる時間が長くなります。したがって、凝固にかかる時間を計ると、肝臓の機能（予備能）を知ることができるのです。この時間を「プロトロンビン時間」といいます。プロトロンビン時間を計る方法は、一九三〇年代にクイックが報告しました。彼は、この検査が「黄疸の診断および血友病の診断に役立つ」と明確に述べています。

ちなみに「血友病」とは、凝固因子が遺伝的に欠損する病気のことです。やや専門的になりますが、凝固因子（Ⅷと Ⅸ）の遺伝子は X 染色体上にあり、伴性潜性遺伝（劣性遺伝）形式をとります。言い換えれば、女性が保因者となり、男性が発症するということになります。ヨーロッパでは、ヴィクトリア女王の子孫の男性王族に血友病が多かったことが知られています。ロシアの最後の皇帝ニコライ二世の息子アレクセイも血友病でした。アレクセイの母（アレクサンドラ・フョードロヴナ）は、ヴィクトリア女王の血筋でしたが、そのような悲運もあり、怪僧ラスプーチンの祈禱の熱心な信者になっていったといわれています。

コラム8

肝臓を「視る」技術

肝臓病の診断に不可欠な観察方法についてもざっとまとめておきましょう。二〇世紀後半まで、肝臓を直接「視《み》る」ための手段は、外科手術と死後の剖検を除くと、この章で紹介した腹腔鏡しかありませんでした。一九世紀末に、ドイツの物理学者レントゲンがX線を発見しましたが、胸部と異なり、腹部の診断には不向きでした。腹部単純写真では、腸管のガスの溜まり具合や背部の筋肉などを観察したりすることはできますが、レントゲンから得られる情報は限られています。

肝臓を視るために、現在よく用いられている手段は超音波検査です。精査する場合は、CTとMRIを利用します。CTは放射線を多角的に照射することで、MRIは磁気の共鳴を利用することでからだの中の状態を画像化する検査です。超音波が医療に応用されはじめたのは一九七〇年代。CTもちょうど同じころからで、MRIはようやく一九九〇年ごろからです。現在では、必要に応じて造影剤を併用しながら、この三つの器機を用いて肝臓の様子をつぶさに観察できるようになりました。

もう一つ、肝臓にアプローチするための大切な技術として、消化管および脈管の内視鏡検査とカテーテル検査が挙げられます。現在の「直視型」の消化管内視鏡が応用され出したのは、やはり一九七〇年代でした。消化管内視鏡は、食道静脈瘤の診療に革命的な変化を起こしました。もう一方の、血管内にカテーテル（管）を入れてレントゲン写真を撮るという試みは実は二〇世紀初めからありましたが、カテーテルと造影剤を用いた肝動脈の造影が行われるようになったのは、二〇世紀後半のことです。このノウハウを肝がんの治療に応用した、いわゆる「動脈塞栓術」は、一九七〇年代から始まります。

血管以外に、もう一つ残る大事な脈管は胆道です。胆道も、後述する閉塞性黄疸やがんができるところですから、肝臓の大事な臓器の一部です。胆道の造影は、肝臓を細い針で刺すという方法で、一九六〇年代中ごろから行われるようになりました。当時は、お腹のレントゲン写真しかありませんから、背骨の位置と十二指腸球部の空気の位置を参考にして、体表から胆管に狙いを定めて針を入れるという方法を取っていました。現在では、これも超音波を用いて正確に行われるようになっています。また、ＭＲＩを用いると、以前は視認することのできなかった胆道の様子が鮮明に描き出せます。

これらの技術が、現在の肝臓病の診断と治療の分野で大活躍しているのです。

肝炎の蔓延

第1章で、ヒポクラテスがタソス島で経験した「多くは良性の経過をたどる黄疸をきたす流行性の疾患」は、A型肝炎ではなかっただろうかというお話をしました。このような病気は、地球上の至るところで見られたわけですが、近代になり、人口の増大と都市化の波が押し寄せると、ますます蔓延するようになりました。これは、主に下水道が未整備な不衛生な状態で密集した生活をすることによって、患者の糞便で汚染された水を介した感染が容易に起こるためです。

また、近代は戦争の時代ですが、戦場の劣悪な環境も肝炎の蔓延を後押ししました。一八世紀から一九世紀にかけて、戦場で黄疸が大流行したことについては、多くの史料が残っています。ドイツでは「戦争黄疸」「兵士黄疸」などと呼ばれ、ナポレオン戦争時代のフランスでは「キャンプ黄疸」と呼ばれました。米国の南北戦争では、北軍で実に四万人以上の黄疸が発生したと報告されています。チフスやコレラと同じく、戦場における流行性黄疸も、戦いの帰趨《きすう》を決するほどの深刻な問題になりました。ナイチンゲールが活躍したクリミア戦争では、多くの兵士が不衛生な状態で死んでいったことが知られています。

伝染病の原因

伝染病については、古くから「瘴気《しょうき》」によって起こるという考え方がありました。その地域特有の土や水から悪い空気（瘴気）が発生し、これを吸うことにより、体液のバランスを崩して、病気になるというのです。また、病人が瘴気を発生させることにより、病気が広がると考えられていました。これがヒポクラテスの時代から一九世紀まで、伝染病に対しての主流の考え方でした。しかし、一九世紀の後半になると、ドイツの細菌学者ロベルト・コッホがコレラ菌を発見するなど、次々と伝染病の病原菌が発見されました。いわゆる細菌学の時代の到来です。従来の瘴気説は退けられ、徐々に感染説に取って代わられました。コッホやフランスのパスツールが活躍したこの時代は、顕微鏡の性能の向上が見られた時代であり、このことが細菌の発見にたいへん貢献しました。しかし、逆にいうと、光学顕微鏡で見えないものには手が届かない時代でもありました。

同じころ、植物のあいだを伝搬するタバコモザイク病の研究で、（細菌を含まない）濾過《ろか》した抽出液でも、依然として感染が成立することが示されました。これが「ウイルス」発見の契機となります。二〇世紀になると、ウイルスが電子顕微鏡の観察で実際に確認されるようになります。また、ウイルスは結晶化しても感染性を失わないことから、生物というよりは「物質」に近い存在であることも理解されるようになりました。

黄疸に対する誤解

ところで、このような学問的進展の陰には、思い違いや誤解にもとづく仮説などが多数存在します。細胞病理学を確立したルドルフ・ウィルヒョウも、大きな誤りをおかした一人でした。彼は、黄疸を起こす疾患について、一八六五年に「黄疸を起こす疾患では、胆管が十二指腸に開口する乳頭部に炎症による閉塞が見られる。これこそが黄疸の原因だ」という説を唱えました。これを「カタル性黄疸」といいます。

「カタル」という言葉は、最近はあまり使わなくなりましたが、一昔前は、感染症の結果として生じる粘膜の腫れなどの病態を指して、よく使われていました。風邪、中耳炎、副鼻腔炎、扁桃線炎、気管支炎……何でも多かれ少なかれ「カタル性が見られる」といっていたものです。

ウィルヒョウは、黄疸も胆道に白血球などからなる粘液の栓ができて、これによる通過障害で起こると考えたのです。彼は、疾患というものは細胞の病気であり、外からの要因ではなく、内側にこそ原因があると考えていました。当時、勃興しつつあった「細菌によってすべての疾患の説明ができる」という考え方には否定的だったのです。黄疸も内因によるものであり、感染で起こるとは考えていませんでした。そして、もっと大きな問題は、黄疸の原因を「胆管の出口」に求めてしまったことであり、これは肝臓の病気の理解にとって大きな逆行でした。

「カタル性黄疸」という病名も、黄疸を起こす疾患の正しい理解を妨げるものでしたが、これが正式に払拭されるまでには実に半世紀以上の時間がかかりました。皮肉なことに、この言葉が用いられるようになった時期は、先ほど述べた流行性の黄疸に加えて、ヒトの血清の接種に由来する黄疸の集団発生が急増した時代でもありました。これを「血清黄疸」といいます。

その初めの例は、一八八〇年代の天然痘ワクチンの接種にともなう集団発生でした。当時の天然痘ワクチンは、一八世紀末にジェンナーが開発した牛痘ワクチンでしたが、これは牛痘にかかった子どもたちから集められた膿と瘡蓋《かさぶた》を、腕から腕へ接種していく方法でした。致死的な天然痘を予防、あるいは軽症化するには極めて優れた方法でしたが、いかんせんヒト由来ですから、未知の病原体が含まれる可能性があったのです。

その後も肝炎への感染リスクは見過ごされてきました。一九〇〇年にラントシュタイナーにより血液型が発見され、輸血が医療として成り立つようになりました。輸血によって大きな手術が可能になり、多くの命が救われましたが、一方で、肝炎ウイルスが発見されていない時代の輸血が、黄疸の発生のリスクがある危険な医療行為だったこともたしかです。一九一〇年には、梅毒に対する特効性のある注射薬サルバルサンが発見されますが、これもガラス製の注射筒を介した肝炎ウィルスの感染リスクがありました。そして一九三〇年代には、極めて致死率の高い黄熱病に対するワクチンが開発されましたが、安定化剤として用いていたヒトの血清が原因となり、黄熱病ワクチンを接種して南方に進軍した兵士のあいだで黄疸が多発しました。

このような状況の中、一九三〇年代になると、ようやくウィルヒョウの呪縛が解け、黄疸が十二指腸乳頭部の疾患などではなく、肝臓の炎症によって起こる疾患であることが理解されるようになってきました。第一次世界大戦、第二次世界大戦の期間には、兵士や市民のあいだで一〇〇〇万人以上の黄疸患者が発生しました。そして、軍隊における黄疸患者の疫学的な調査から、次第に次のようなことがわかってきました。

「黄疸の発生には二種類の形式がある。糞口感染と考えられる比較的潜伏期の短い（一か月程度の）もの、そして血清を介して感染する、比較的潜伏期の長い（三か月程度の）ものである。二つは独立していて、前者の感染後であっても後者のタイプの黄疸が発生することがある」

その後、一九四七年に、前者すなわち流行性の肝炎を「A型肝炎」、後者すなわち血清肝炎を「B型肝炎」と整理することが提唱されました。これが一般に受け入れられ、また、細菌を通さないフィルターで濾過しても感染性があることから、この感染がウイルスによるものであることも、広く理解されるようになりました。

ウイルスハンティングの時代

さて、戦後になって、肝炎には、流行性のA型肝炎と血清によるB型肝炎があり、両者はともにウイルスによって媒介されるが、それぞれ独立したものであることが知られるようになった、というところまでお話ししました。

ここから、医学はウイルスハンティングの時代に入ります。そもそもウイルスとは何でしょうか。感染性のある病原体であることはたしかですが、通常、ウイルスは生物に分類されません。生物の定義にはいくつかのものがありますが、最小限の定義として、(1) 膜で外界と区切られていること、(2) 膜の中に遺伝情報をもつこと、(3) 遺伝子を発現するシステムや膜の中の恒常性を保つための代謝、あるいはシグナル伝達機構をもっているということが必要です。こうして定義付けられる生命の基本単位が、「細胞」ということになっているのです。

ウイルスは細胞よりも小さいですが、自身を複製する遺伝情報はもっています。細胞膜はありませんが、粒子で構成されているので、いちおう自分の内と外は隔絶されているということにしておきましょう。しかし、肝心の自身が生きていくためのシステムをもっていません。代謝やシグナル伝達機構はおろか、自己の遺伝子を発現するシステムすらもっていないのです。

そんなウイルスを特定するためには、まず感染試料を準備する、そしてそれを電子顕微鏡で観察するということになります。しかし、この最初の試料というのが重要で、そもそもそこにウイルスが大量に存在しないと見つけることができません。

そこで、通常はウイルスを動物に接種したり、あるいは雄精鶏卵の漿膜《しょうまく》に感染させて増殖させたり、あるいは培養細胞で増やしたりします。そしてさらにこれを超高速回転（超遠心）で濃縮し、とにかくウイルス量の多い試料を作製します。しかし、肝炎ウイルスの場合、ここで大きな問題が生じました。肝炎ウイルスは、通常の方法で増やすことができなかったのです。のちにA型肝炎（および後述するE型肝炎）については、大量の患者の糞便を試料にした「免疫電顕」という方法を使って特定できることが明らかになりましたが、二〇世紀になって数々のウイルスが病原体として特定されていく中で、肝炎ウイルスの発見は困難を極めました。

B型肝炎ウイルスの発見

最初に特定されたのは、B型肝炎ウイルス（HBV）です。このウイルスの発見は、ある意味ではまったく偶然になされました。

米国の医師バルーク・サミュエル・ブランバーグは、世界のいろいろな地域に興味をもっては積極的に出かけていく、インディ・ジョーンズのような旅行家でした。彼は、自分の医学研究の一環として、世界中の人びとの血液サンプルを収集し、人類の多様性について研究していました。

彼は、米国の国立衛生研究所（NIH）の血液学者ハーベイ・オルターの協力を得て、血友病の患者の血清とゲルの中で反応して特異な沈降線（不溶物の集まりが線状になったもの）を生じる血清を、彼の血液サンプルの中から見つけ出しました（一九六四年）。これはオーストラリアの原住民であるアボリジニの男性の血液でした。血友病の患者は、出血症状のために複数回の輸血を受けています。したがって、その血清中にはいろいろな抗原（異物の目印）に対する抗体（抗原と結合し、異物を除去する分子）が存在すると考えられます。沈降線は、そのアボリジニの男性の血液中に、血友病患者の血清中に存在する抗体と結合する未知の抗原が存在することを示していたのです。ブランバーグは、これをオーストラリア抗原（Au抗原）と名付けました。

当初、彼はこれを白血病に関係する抗原ではないかと考えていたようです。やがて、ブランバーグやオルターらは、Au抗原と肝炎のあいだに関連があることに気づきはじめます。そして、さらに確実なデータが、ニューヨーク血液センターのアルフレッド・プリンスと東京大学の大河内一雄によって提出されました（一九六八年）。彼らは、輸血後に肝炎になった患者の血清を調べて、Au抗原が現れてはすぐ消えていくことを確かめたのです。さらに大河内は、その患者の輸血に使用された血液も保存しており、その中にもAu抗原が検出できることを証明しました。これにより、Au抗原を含んだ血液を輸血すると肝炎を発症し、そのときに患者のからだの中でAu抗原が増えて、そして症状の消失とともにAu抗原が消失していくことがわかりました。大河内らの発見の二年後、デーンという英国の研究者が、当時最先端の免疫電顕法を用いて、Au抗原陽性の患者の血液中のB型肝炎ウイルスの粒子を観察することに成功しました。

HBs抗原

Au抗原は、今では「HBs抗原」と呼ばれています。B型肝炎に感染しているか否かを判定するために、最初に測定する抗原です。B型肝炎ウイルスは、皮の部分と芯の部分からなる二重構造をした粒子なのですが、HBs抗原は外皮を構成するタンパク質です。このHBs抗原に対する抗体は、中和活性（異物を排除し、以後の感染を防ぐ効果）があることが知られています。すなわち、HBs抗体が陽性になった人は、B型肝炎ウイルスに感染する心配はないということです。それを利用して、HBs抗原はワクチンとしても利用されています。

輸血後にかかる肝炎のように、一過性のB型肝炎が起こり、やがて消えて回復していくケースを「B型急性肝炎」といいます。一方、ウイルスが持続感染するケースもあります（「キャリア」といいます）。この場合は、HBs抗原が生涯陽性で、抗体が出現することは稀です。「キャリア」の多くは無症候です。輸血がB型急性肝炎の原因になるのも、このような無症候のキャリアの血液が混じることが要因です。

A型肝炎ウイルスの発見

ブランバーグは、B型肝炎ウイルスの発見によってノーベル賞を受賞しました（一九七六年）。このB型肝炎ウイルスの発見に引き続き、一九七三年に流行性肝炎の原因ウイルスとして発見されたのが、A型肝炎ウイルス（HAV）です。

A型肝炎ウイルスの発見は、NIHのボブ・パーセルの研究室で働いていた博士研究員スティーヴン・ファインストンによってなされました。当時の彼は医学部を卒業したばかりで、公衆衛生にかかわる研究活動を志望した動機は、ベトナム戦争の兵役免除のためでした。

ちょうど、デーンがB型肝炎ウイルスの粒子を免疫電顕で特定した直後でしたが、ファインストンもパーセルの指示で、A型肝炎患者の糞便の中からウイルスを電顕で観察する研究に没頭しました。米国の国防省は、監獄に収容されていた囚人たちからボランティアを募り、A型肝炎の糞便のストックを研究用に保持していました。ファインストンはこの大量の糞便を水に溶かして、その濾過液を試料に、昼夜を問わず、免疫電顕による観察を続けました。そして二年後、ようやくウイルスの特定に成功した彼は、再び臨床の道に戻っていきました。

これで、二種類の肝炎ウイルスが判明し、肝炎の問題は解決されたかに思われました。しかしその二年後、A型でもB型でもない輸血後の肝炎が、多数発生していることが明らかになったのです。これ以降、A型でもB型でもない肝炎の原因ウイルス探しが血眼《ちまなこ》になって行われるようになりました。C型肝炎ウイルス（HCV）の発見はまだ先のことですが、こうした過程で発見されたのが、D型肝炎ウイルス（HDV）とE型肝炎ウイルス（HEV）です。D型肝炎ウイルスは極めて特異なウイルスで、B型肝炎に感染している状況においてのみ、感染性ウイルスをつくりだせる、いわゆる「欠損ウイルス」です。そして、E型肝炎ウイルスは、A型肝炎ウイルスと同じく、経口感染で広がるウイルスでした。その発見のエピソードについて紹介しましょう。

E型肝炎ウイルスの発見

E型肝炎の実態は、長らく謎に包まれていました。A型肝炎は、熱帯、温帯など地域にかかわらず発生しますが、E型肝炎は、従来は熱帯や亜熱帯に限定されていた感染症でした。昔からインドやメキシコには存在していたとされていますが、A型肝炎の診断ができるようになるまで、その区別をすることは不可能でした。

はっきりしたE型肝炎の初めての記載は一九七〇年代後半、インドのカシミール地方で起きた大流行です。五万人以上の患者が発生し、二〇〇〇人近くが亡くなりました。これは水を介した感染による急性肝炎でしたが、A型肝炎とは異なるものだということしかわかりませんでした。

一九七八年に、突如、当時のソビエト連邦がアフガニスタンに軍事介入し、アフガニスタン紛争が始まります。すると、北から侵攻したソ連軍の兵士のあいだで未知の黄疸が広がりました。ロシアのウイルス学者ミハイル・バラヤンは、ソ連軍兵士の患者の糞便を入手しますが、モスクワまでそれを持ち帰る冷蔵庫を持ち合わせていませんでした。彼は、病因究明のため、この糞便を濾したものを「勇敢にも」自ら飲むことを選びます。彼はA型肝炎の抗体をもち、流行性肝炎にはかからないはずでしたが、かなり重篤な急性肝炎を発症しました。生きるか死ぬかという状況の下、彼はモスクワに戻り、自らの糞便を集め、研究の材料としました。そして一九八三年に、その糞便試料の中から、E型肝炎ウイルスを免疫電顕法で同定することに成功したのです。

余談ですが、バラヤンの文字通り「命がけ」のE型肝炎ウイルスの発見は、他の肝炎ウイルスの発見に関する論文のように、サイエンスやJAMA、Gutなどの業界内外で知られる一流誌に掲載されることなく、Intervirology誌という、比較的地味なウイルス系の雑誌で報告されることになりました。

C型肝炎ウイルスの発見

誰もが発見に躍起になっていた、A型でもB型でもない輸血後に起きる肝炎の原因ウイルスは、一九八九年にようやく発見されました。これがC型肝炎です。C型肝炎を引き起こすウイルスは、分子生物学的な手法を用いて発見された最初のウイルスの一つであるといわれています。

先述のとおり、ウイルスは一般的には遠心機で濃縮したり、鶏卵や培養細胞に感染させてウイルスを増やして、試料を電子顕微鏡で観察するなどの手段を通じて発見されます。しかし、C型肝炎ウイルスはこのような古典的な方法ではまったく歯が立ちませんでした。まず、細胞に感染しません。したがって、ウイルスを増やすことができません。そして、これはあとからわかったことですが、C型肝炎はB型肝炎とくらべても、血液中のウイルス量がはるかに少なく、とりわけ発見の困難なウイルスだったのです。当然、その予防法や対策も闇の中でした。

そんな厄介なC型肝炎ですが、米国のカイロン社というベンチャー企業の研究者マイケル・ホートンがまったく新しい方法で捕らえることに成功します。彼はまず、ウイルス同定の試料としてチンパンジーの血液を選びました。すでにハーベイ・オルターが、輸血後の肝炎患者の血清をチンパンジーに接種すると、A型でもB型でもない肝炎が起こることを証明していたのです。マイケル・ホートンらは、感染したチンパンジーの血液からRNA（リボ核酸）を抽出し、それを逆転写してDNAを合成しました。DNAは、アデニン（A）、チミン（T）、グアニン（G）、シトシン（C）の四種類の「文字」からなる遺伝子です。これをもとにすれば、たくさんのタンパク質をつくりだすことができます。そして、つくりだしたタンパク質を、C型肝炎の回復期の患者の血清と反応させました。患者の血清には、未知のウイルスに反応する抗体があるはずだと考えたのです。

このようにして、ホートンはC型肝炎ウイルスのゲノム（DNAの文字列に表されたすべての遺伝情報）の一部であるDNAを入手しました。一九八八年のことです。この遺伝子の断片を手がかりに、その後、ウイルスの全長にあたるRNAのクローンがつくりだされました。

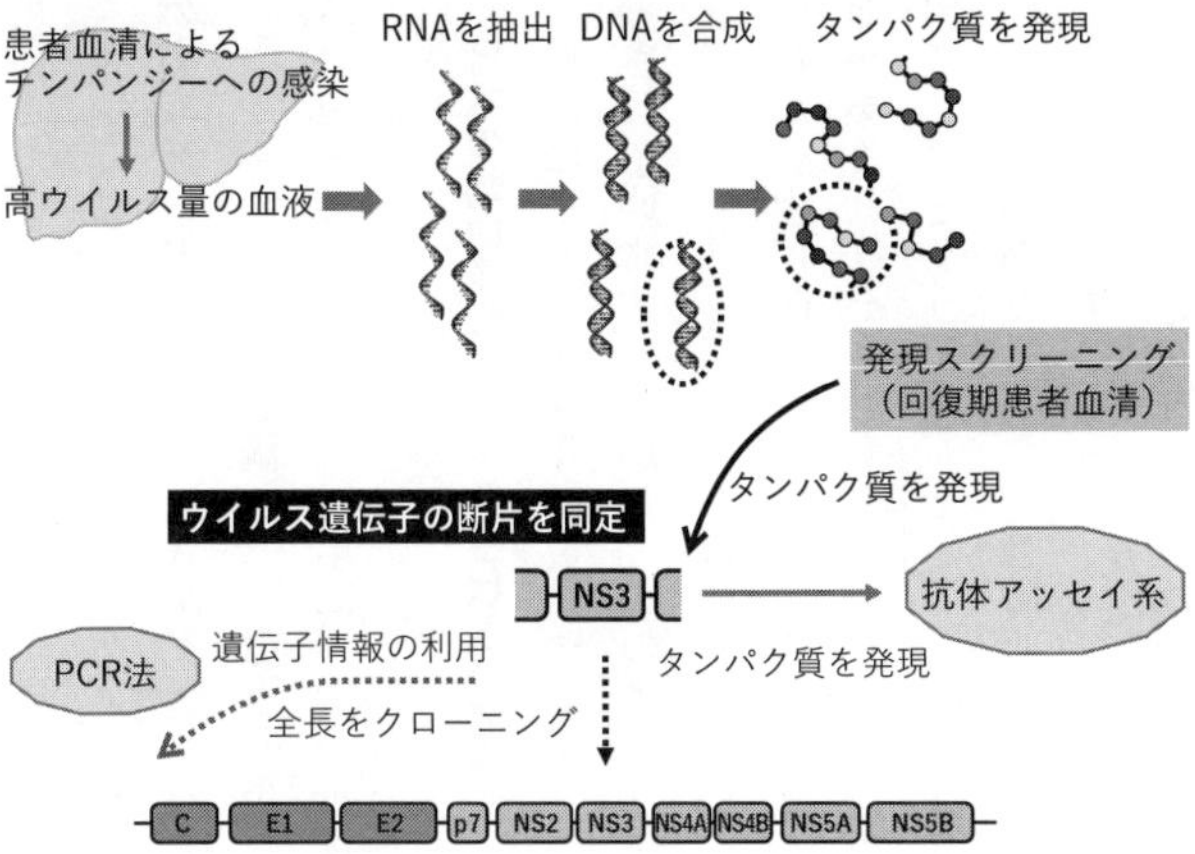

図29　分子生物学的手法によるC型肝炎ウイルスの発見

また、一九九七年には、米国のウイルス学者チャールズ・ライスが、このRNAをチンパンジーの肝臓に打ち込み、肝炎を再現することに成功しました。

一九世紀末、ロベルト・コッホは、感染症の病原体を特定する際の指針としてコッホの三原則を提唱しました。それは、(1)ある一定の病気には一定の微生物が見出されること、(2)培養細胞を用いてその微生物を分離できること、(3)免疫をもたない動物に分離した微生物を感染させると同じ病気が起こること、の三つです。これを満たせば、それはその疾患の病原体として認めることができるというのです。

C型肝炎は、DNAのある一部分を増幅するPCR法(ポリメラーゼ連鎖反応法)を用いると、その原因ウイルスが患者の血液から検出されます。そして、分子生物学的な方法を用いることで、ウイルスのゲノムを純粋な形で分離することができました。さらに、そのゲノムから得られるRNAが、チンパンジーに対して病原性を示したのです。コッホの三原則を満たし、C型肝炎ウイルスの存在を証明したオルター、ホートン、ライスの三人には、二〇二〇年にノーベル賞が授与されました。

日本の輸血後肝炎——発生状況の変遷

輸血によって起きる肝炎について、先にお話ししました。今では、輸血の血液は献血で準備されています。しかし、このような献血が当たり前になったのはそんなに古い話ではありません。戦後、日本はしばらくのあいだ、血液の供給を民間の血液銀行に頼っており、その原料が売血で賄われている時代がありました。売血というのは、採血を有償で行う制度です。血が集まればそれでもいいように思うかもしれませんが、金銭目的に過度に血液を売る人が出てくるという問題、そしてそのような血液を輸血すると、輸血後肝炎が高確率で起こるという問題がありました。当時の日本では、実に輸血件数の約半分で、そのような肝炎が発生していたのです。

これが大問題になったのは一九六四年のことです。この年は、東京オリンピックが開催さ

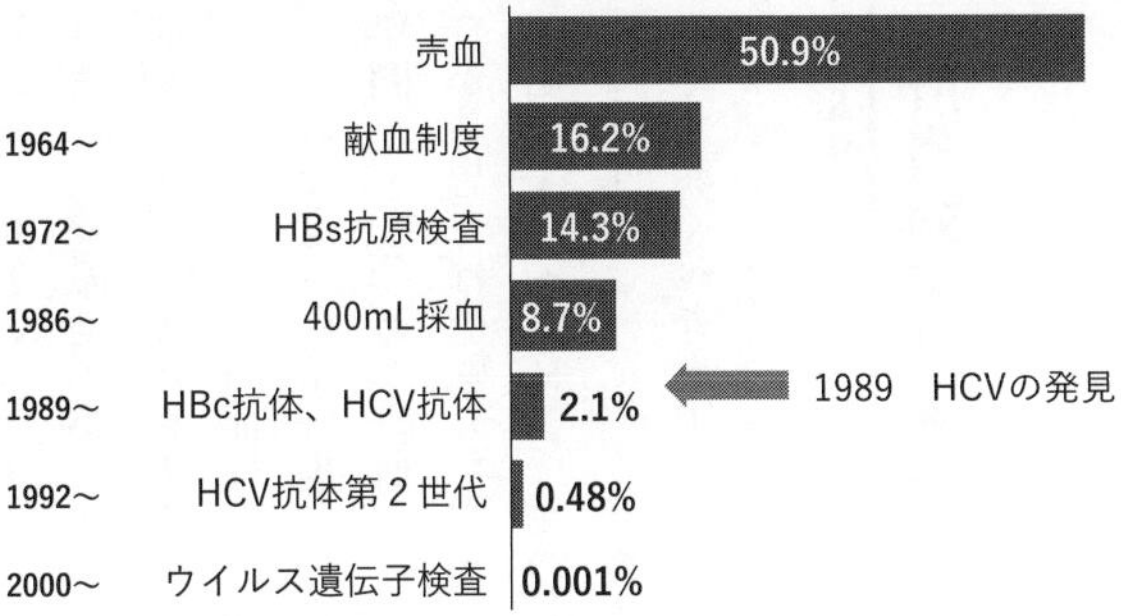

図30　日本における輸血後肝炎の発生頻度

れた年ですが、オリンピック開催の半年前に、有名なライシャワー事件が起こりました。当時の米国駐日大使の刺傷事件です。このとき、ライシャワー大使は大量の出血をしましたが、大量の輸血と手術で救命に成功します。しかしその後、輸血後肝炎を発症してしまったのです。国際問題になったこの事件をきっかけに、政府は売血に頼っていた輸血体制を、一気に献血制度に変更しました。残念ながら、ライシャワーはC型肝炎の合併症により、一九九〇年に亡くなっています。

献血への移行により、輸血後肝炎の発症は一六パーセントまで減少しました。それでも一〇回に一～二回発症するのですから、極めて高い確率です。一九七〇年代になって、先述のAu抗原（HBs抗原）が測定されるようになり、陽性の血液は除外されました。しかし、その効果は極めて限定的でした。その後、献血の際の血液の量を二〇〇ミリリットルから四〇〇ミリリットルに増やすという工夫がなされ、ようやく輸血後肝炎の発症率が一〇パーセント弱程度になりました。献血の量を四〇〇ミリリットルにすると、たとえば八〇〇ミリリットルの輸血が必要な患者さんに輸血をする際に、ドナーは四人から二人に減ります。そうすると、ウイルスが入っている可能性が二分の一に低下するのです。

それでも、C型肝炎が発見されるまでは一〇パーセント程度の輸血後肝炎があったのです。年間に一〇〇万件輸血すると、一〇万人がC型肝炎に感染していたという勘定になります。今から思えば衝撃の数字でしょう。輸血というのは、もちろん当座の外傷や病気を治すために必要で、それによって救われた命はたくさんあるのです。しかし、それが同時に——ライシャワーのように——、数十年後に命を失う病気を引き起こしかねないものであったことは、覚えておくべき事実です。

コラム9

肝炎対策基本法

日本は二〇〇九年に「肝炎対策基本法」を成立させ、二〇一〇年から実施しています。

これは、国が肝炎ウィルス感染者（Ｂ型およびＣ型）が国内に多数存在し、肝炎が国内最大の感染症になっていることを認め、また、進展する肝硬変、肝がんなどの重篤な肝疾患が、国民にとって深刻な健康被害であると位置づけたことを表しています。

「がん」などの総合的な疾患に対しては、「がん対策基本法」など、国はいくつかの法律を施行していますが、「肝炎」という一つの疾患について、このような法律があるのは極めて稀なことです。肝炎対策が、いかに重要だと見なされているかがよくわかります。このような法制化の背景には、血液凝固因子製剤へのＣ型肝炎ウィルス混入による不特定多数の感染被害（薬害肝炎事件）、集団予防接種時の注射器の連続使用によるＢ型肝炎ウィルスの感染被害（予防接種禍事件）を防げなかったことに対する、強い反省があります。

この法の精神にのっとり、現在、日本では「肝炎治療医療費助成制度」や「重症化予防推進事業」などが実施され、肝炎、肝硬変、肝がんの治療が受けやすいよう、制度の整備がなされています。世界保健機関（ＷＨＯ）は、二〇三〇年までに、ウィルス肝炎による死亡を六五パーセント低下させようとしていますが、日本もそれに先んじて、さらに上を目指していかなければなりません。

C型肝炎ウイルス抗体（HCV抗体）

一九八九年のC型肝炎ウイルスの遺伝子断片の報告と同時に、カイロン社が、このウイルスに感染した患者に生じる抗体の「アッセイ系」（検体の有無や量、活性や反応を測定する方法）の開発についての報告をしています。カイロンが開発したC型肝炎ウイルスの抗体アッセイ系の導入は、右で述べた輸血後肝炎の発症率を劇的に低下させました。同時にB型肝炎ウイルスの検出方法が改良されたこともありますが、なんと二パーセントにまで低下したのです。初期の抗体アッセイ系は、感染者の七〇パーセントしか捕捉できないという問題があったのですが、この精度を限りなく一〇〇パーセントに近づけた第二世代がまもなく開発され、これにより輸血後肝炎の発生は〇・五パーセントまで低下しました。

C型肝炎ウイルスに感染した場合、血液中でウイルスが陽性になっても、抗体が陽性になるまでのあいだに、数か月のタイムラグがあります。これを「ウインドウ期」といいます。抗体のアッセイ系だけでは、この問題を原理上克服できません。そこで日本では、輸血のさらなる安全を図るために、C型肝炎ウイルスとB型肝炎ウイルスが混入していないかどうか、献血検体五〇本を一つにまとめてPCR法で一気に調べる検査が、二〇〇〇年から導入されました。これは、エイズ（AIDS）のウイルスであるヒト免疫不全ウイルス（HIV）に対しても同様に行われています。

この検査はNATと呼ばれています。Nは核酸、Aは増幅、Tはテストの略です。その後、NATを二〇検体ごとに行って精度を上げる措置が取られ、最近では一検体ごとに実施しています。これにより、ウインドウ期の血液がすり抜けるということもなくなり、年間一〇〇万件近くある輸血のうち、C型肝炎に感染するケースはほぼない状況になっています。

現在、肝炎に関するウイルス検査は、まずはHBs抗原とHCV抗体を測定します。HCV抗体というのは、C型肝炎ウイルスに感染している、あるいは感染していたことを示すマーカーです。C型肝炎は感染すると七〇パーセントが「キャリア」に陥り、三〇パーセントはウイルスが自然に排除されます。つまり、一般の方々で血液検査をして、HCV抗体が陽性だった場合は、七〇パーセントはウイルスに感染していますが、三〇パーセントは過去の感染であり、現在はウイルスがいない状態だということです。そのため、HCV抗体が陽性であっても、即ウイルスに感染しているというわけではないので、その後、PCR法による確認検査をする必要があります。

肝炎ウイルスのまとめ

ここで、A型からE型まで、一通り紹介の済んだ肝炎ウイルスを表にまとめておきます。

種類	分類	核酸	大きさ	外被	感染経路	持続感染
HAV	ピコルナウイルス	RNA	27nm	−	経口	−
HBV	ヘパドナウイルス	DNA	42nm	＋	血液	＋
HCV	フラビウイルス	RNA	55nm	＋	血液	＋
HDV	ウイロイド	RNA	34nm	＋	血液	＋
HEV	ヘペウイルス	RNA	27nm	−	経口	−

図31　肝炎ウイルスの種類と特徴

一口に肝炎ウイルスといっても、実はウイルス学的には、すべて種類の異なるウイルスたちです。まったく共通性のないウイルスにもかかわらず、（1）主に肝細胞に感染し増殖すること、（2）肝炎という共通の病態を起こすこと、この二点において共通性を示すことから、「肝炎ウイルス」という一つのカテゴリーに分類されているのです。

A型とE型は「流行性肝炎」の原因になるウイルスで、急性肝炎を起こします。慢性肝炎になることはありません。ともにウイルスに汚染された水や飲食を介して感染するウイルスで、A型は魚介類、E型は食肉（シカやイノシシ）を介して感染することがあります。

B型とC型は「血清肝炎」の原因になるウイルスで、体液や血液を介して感染します。C型は、汚染された血液を介した医療行為の影響で、近代になって急速に拡大しましたが、B型はその経路とともに、母から子へ出産時にウイルスが伝わることと、幼小児期の感染も重要です。B型の場合、大人になってからの感染は急性肝炎になることが多いのですが、子供のときに感染するとキャリアになりやすいからです。

D型は日本では稀ですが、先述のとおり、B型と一緒に感染して病状を悪化させる「ウイルスに似た」病原体です。

感染予防という観点からは、A型とB型に対しては、ワクチンが開発されています。B型のワクチンは、一九八六年から母子感染の予防目的に導入され、二〇一六年からは、小児に対して定期接種化されています。

肝炎ウイルスの治療薬

肝炎の治療薬の開発について、ごく簡単に紹介しておきましょう。一九二九年のフレミングによるペニシリンの発見に代表されるように、抗生物質をはじめとした細菌感染症に対する治療薬が、二〇世紀前半、次々に見出されました。一方、ウイルスに対する治療は、ワクチンなどの予防法を別にすると、糸口さえ見つかっていませんでした。

ようやく一九五七年になって、抗ウイルス活性をもつインターフェロンが発見され、抗ウイルス治療が模索される時代に入っていきました。ウイルス感染症に対するインターフェロン治療は、一九八〇年代後半にB型肝炎に対して日本で初めて承認され、一九九〇年代前半からはC型肝炎に対しても、臨床で使用されるようになりました。しかし、ウイルスに対して直接抗ウイルス活性を示す薬剤が使用されるようになるのは、もう少し後のことになります。二〇〇〇年代になると、B型肝炎ウイルスの増殖を直接おさえる核酸アナログ製剤が登場します。初期の核酸アナログ製剤は、耐性ウイルスが出現するなど問題が多かったのですが、今はそのような心配がほぼない薬剤が出てきています。また、C型肝炎に対しては、二〇一〇年代に入るとDAAと呼ばれる、やはり直接ウイルスに作用する薬剤が出てきました。このような抗ウイルス薬の開発と最新の治療については、拙著『肝炎のはなし』(朝倉書店)で詳述しましたので、興味のある方はそちらもご参照ください。

コラム10

肝臓病の治療にかかる費用①
――ウイルス肝炎の場合

「その病気になると、どれだけお金がかかるのか」。これは誰もが気になる情報でしょう。一般に、治療には、診察や検査の費用、薬剤費、そして手術や処置にともなう費用などがかかります。近年、医療費の中で薬剤費の占める割合が増加していることが指摘されています。これは、最近の薬剤が従来型のものにくらべて、極めて緻密にデザインされ、その開発コストも巨額になっていることが関係しています。

Ｃ型肝炎の治療の場合も、ＤＡＡという薬剤は、ウイルスの特定の分子の機能を抑制し、副作用も少なくなるように調整されている夢のような薬剤です。ＤＡＡが臨床にでてきたときも、一回の抗ウイルス治療にかかる費用が高額なことで話題になりました。たとえば二〇一五年に承認されたソホスブビルとレジパスビルの合剤であるハーボニー®は、一錠およそ八万円で、一日一錠、一二週間服用することになりますから、薬剤費だけで六八〇万円近くかかることになります。何回かの薬価改定が行われ、現在は一錠五万五〇〇〇円に下がっていますが、それでも高額です。

この他にも、ソホスブビルとベルパタスビルの合剤であるエプクルーサ®が一錠六万一〇〇〇円、グレカプレビルとピブレンタスビルの合剤であるマヴィレット®が一錠一万八〇〇〇円（この薬は一回三錠飲むので、一日ぶんにすると約五万五〇〇〇円です）と、ＤＡＡ系の薬はやはり高額です。

一方、Ｂ型肝炎に対する薬剤としては、ウイルスの複製を阻害する核酸アナログが用いられますが、代表的なテノホビル製剤であるベムリディ®の薬価は、一錠九六八円です。これはかなり安価と思われるかもしれません。しかし、DAA治療は一二週間投与すれば（マヴィレット®だと、慢性肝炎に対しては八週間の投与が標準です）ほとんどの患者でC型肝炎ウイルスが排除され、以後薬を服用する必要はありませんが、核酸アナログの場合はB型肝炎ウイルスの複製を抑制するだけなので、ずっと飲み続けなければいけません。トータルで考えると、やはり大きな負担になります。国は、C型肝炎やB型肝炎の治療を受けやすくするために、「肝炎治療医療費助成制度」によって患者さんの負担の軽減を図っています（コラム9参照）。

薬剤費の高騰は、肝臓病だけの話ではありません。がんの治療では、近年もっと高額な治療ができてきています。たとえば、白血病に対するCAR－T細胞療法は、自己の細胞を取り出して、これががん細胞を攻撃するように改変するものですが、作成された治療薬「キムリア®」の値段は、一剤あたり三二六〇万円になります。

第6章 肝臓がんの特徴

肝臓の線維化とがん化

日本では、年間約五万人の方が、肝臓の病気で死亡しています。このうち、劇症肝炎（急性肝不全）などの突然重症化する病で亡くなる人が数千人で、残りの大多数の方は、日ごろからの慢性の肝臓病で亡くなっています。

そういう意味で、慢性肝疾患は克服すべき大きな課題であるといえます。その原因は先ほどお話しした肝炎ウイルスから、脂肪肝、アルコール、自己免疫とさまざまですが、実は原因の如何を問わず、プロセスは肝臓の慢性的な炎症（慢性肝炎）→硬化（線維化）→がん化という同一の流れをたどります。患者さんが亡くなってしまうのは、肝臓の線維化が進行し、「終末期の肝疾患」である肝不全に至るか、肝がんになるためです。

そこで本章では、この重要な線維化とがん化の問題を取り上げたいと思います。

肝臓の線維化

慢性肝炎は、ヒポクラテスによって知られることとなった急性肝炎と、マシュー・ベイリーらが剖検例で観察した肝硬変や肝がんを結びつける病態です。しかし、慢性肝炎に自覚症状はありませんから、急性肝炎や肝硬変とは異なり、それを臨床的に捉えることは容易ではありませんでした。やがて、腹腔鏡による生検により、肝臓の炎症と線維化を確認できるようになります。そうした患者の血液検査をすると、肝障害のマーカーであるALTの持続的な上昇が示されることから、次第に「慢性肝炎」という疾患が認識されるようになったのです。長い時間を経て肝硬変・肝がんへと進展していく病態＝「慢性肝炎」というものがあることが、ようやく理解されるようになってきました。

第1章でも述べたように、そもそも「肝炎」とは、原因の如何を問わず、肝細胞が傷害され死んでいく病態のことを指します。ウイルス感染でも、アルコールでも、あるいは脂肪沈着でも、その原因は問いません。肝細胞が死ぬと、肝臓に炎症細胞が集まってきます（「浸潤」といいます）。肝臓は再生能力の高い臓器ですから、死んだ肝細胞の周囲の肝細胞が増殖し新たに置き換わりますが、同時に周囲の「非実質細胞」が反応することによって、「線維化」という現象が起こってきます。このような肝臓の非実質細胞について紹介しましょう。

クッパー細胞と星細胞

第１章で、肝臓は「肝細胞のあいだを血液が大量に流れている臓器である」と紹介しました。この血液が流れる通路を「類洞」といいます。類洞は、内側の細胞（類洞内皮細胞）がつくる細いチューブのような構造になっています。類洞内皮細胞には「窓」のような孔が開いていて、肝細胞と血液のあいだでの物質交換が行いやすくなっています。この類洞内皮細胞と肝細胞のあいだにわずかな隙間があることを、ドイツの解剖学者ヨーゼフ・ディッセが一九世紀末に見出しました。現在、この隙間は「ディッセ腔」と呼ばれています。ここに、肝臓の線維化の過程で重要な役割を演じる「星細胞」が存在します。

星細胞は、一九世紀後半のドイツの解剖学者カール・ヴィルヘルム・フォン・クッパーによって発見されました。この細胞は、いったんは「クッパー細胞」（後述）と混同されましたが、最終的に脂肪（ビタミンＡ）を含有する細胞として、二〇世紀半ばに群馬大学の伊東俊夫によって再発見されました。興味深いことに、この星細胞は、肝炎が起こると活性化します。活性化した星細胞は、ビタミンＡを失う代わりに、線維をつくりだすようになります。肝炎が短期で収束すれば、線維はからだに吸収され、元に戻りますが、肝炎が持続する（慢性肝炎になる）と、星細胞の活性化と線維の増加が持続し、「肝硬変」へと進展していくので

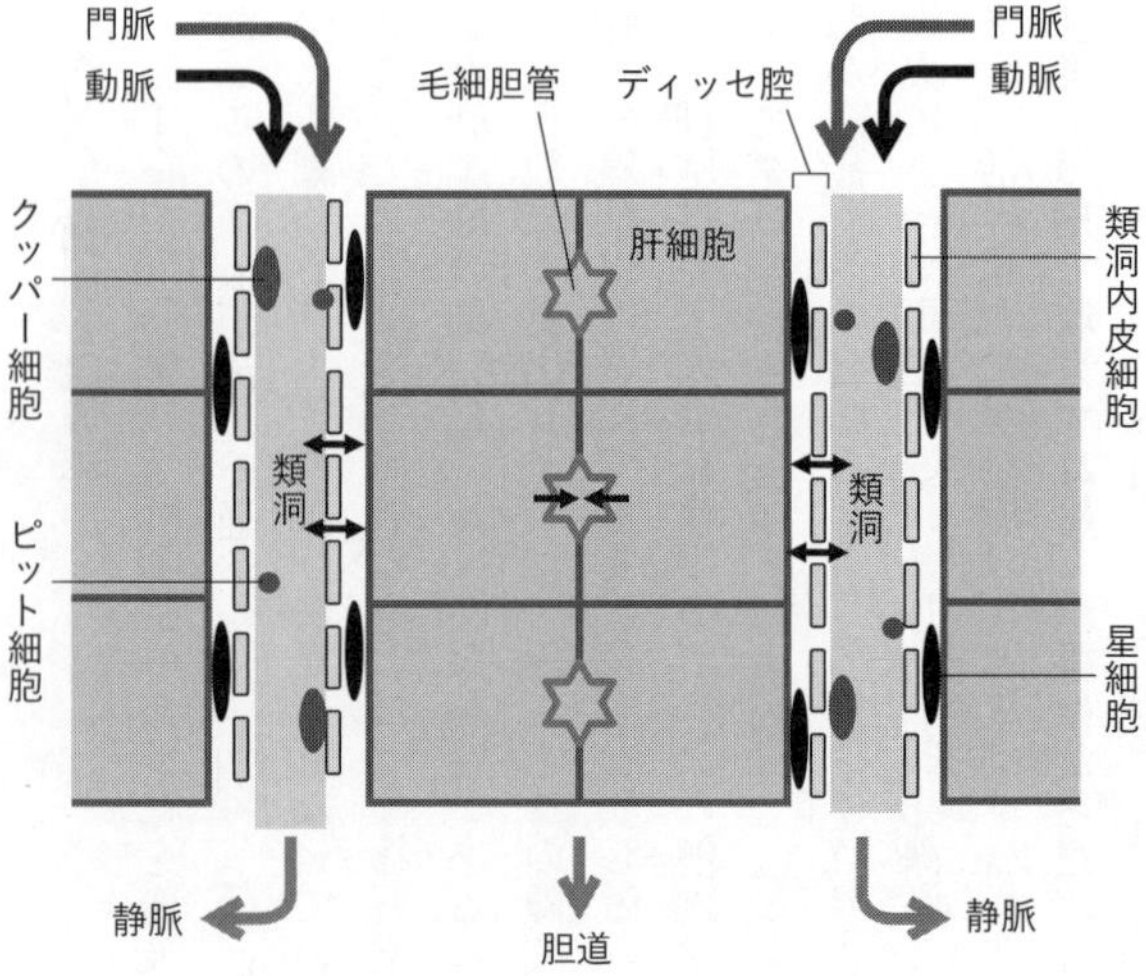

図 32 肝臓のミクロ像

す。肝炎の原因や程度にもよりますが、慢性肝炎から肝硬変への進展は、一般に二〇年〜三〇年の歳月をかけてゆっくりと進行していきます。

その他、肝臓を構成する組織や細胞の中でもっとも有名なものの一つに、先に登場したクッパー細胞があります。こちらもクッパーが一八九九年に見つけたもので、類洞の壁にくっついて異物を取り込み、消化し、分解する働きをします（「貪食」といいます）。

貪食をする細胞は、血球系の細胞で、からだのいろいろなところに存在します。流れる血の中にも存在しますし、組織の中にも存在します。クッパー細胞は分類としては「組織貪食細胞」というものに属するもので、肝臓内の異物処理にあたっています。肝臓は、消化管粘膜から吸収される物質や、粘膜から侵入してきた病原体と、からだの内部が最初に出合う場所になっています。そのため、クッパー細胞は生体防御の観点で、とても重要な役割を担っています。

一般に貪食細胞は、いろいろな異物や死んだ細胞を活発に食べて処理します。同時に、多様なサイトカインや増殖因子（免疫系の刺激や細胞の増殖に関わるタンパク質です）を放出することで、免疫を活性化します。貪食細胞の、異物を食べて多様なシグナルを出す働きは、いろいろな病原体を区別せずに行われるので、これを「自然免疫」と呼んでいます。一方、免疫細胞が特定の病原体に対抗するように働く現象は「獲得免疫」と呼ばれています。前者のほうが、進化の上では早期に出現した免疫現象であるとされます。貪食細胞などの働きは、からだの大事な基盤なのです。

慢性肝炎から肝硬変へ

肝臓の線維化は、このようなミクロの微小環境の中で繰り広げられます。まず、肝細胞が死ぬ際に、諸々のダメージに関連したシグナルを分泌し、周囲の細胞を刺激します。そして周囲の細胞は、死んだ細胞の破片を貪食することにより活性化します。このような過程を経て、星細胞が活性化され、星細胞は線維をつくりだします。これが「肝線維化」という現象

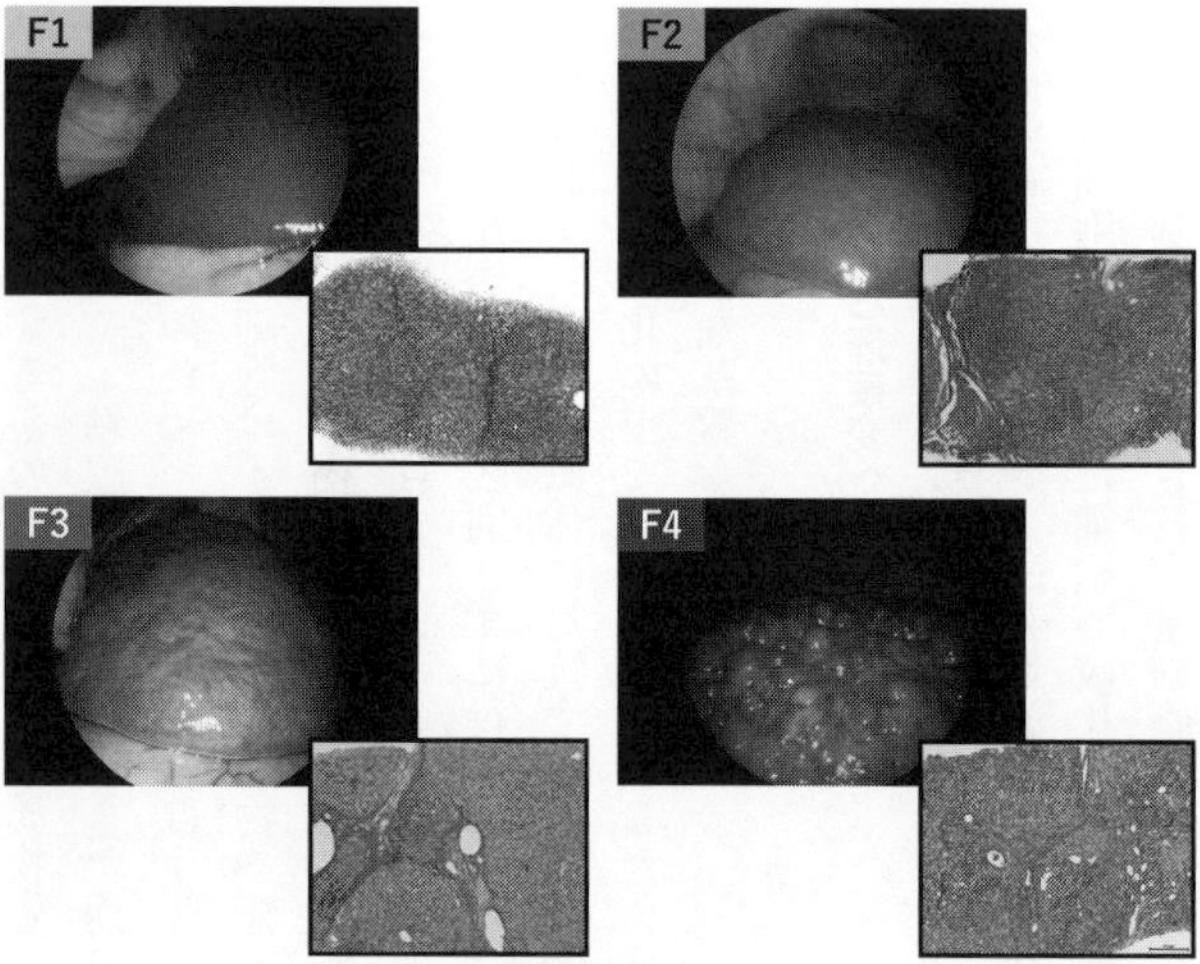

図33　慢性肝炎から肝硬変へ
慢性肝疾患の腹腔鏡像と肝組織像

で、その最終形が肝硬変です。

慢性肝炎と肝硬変の診断には、組織検査が重要になります。慢性肝炎から肝硬変への進展は、徐々に線維化が進む量的な過程ですが、「肝臓の正常な小葉構造に破綻をきたす」という質的な変化をもって肝硬変と診断されます。現在では、肝臓の組織検査の結果にもとづき、この過程をF1からF4までの四段階に分けています。F1が軽度、F2が中等度、F3が高度に肝臓に線維が沈着した状態で、F4が最終形の肝硬変です。F1からF3までは慢性肝炎と診断されます。

ディッセ腔に線維が沈着すると、

肝細胞と類洞のあいだの物質交換が阻害され、また類洞の内圧が増大します。前者は、肝臓の働きを低下させますし、後者は門脈圧の上昇を引き起こします。これらがそれぞれ、次章で紹介する肝不全と門脈圧亢進《こうしん》症を引き起こしてくるのです。

コラム11
ケルススの「炎症」と肝臓の線維化

「炎症」という言葉は、日常でみなさんよく使われるのではないかと思います。風邪をひいているとき、喉が痛いとき、皮膚が赤く腫れているときなどに、「炎症を起こしてるみたいだ」などといったりします。

赤くなっている、痛い、熱をもっている、腫れている——実は、炎症というのは、とても古くから同じような意味で使われています。ローマの帝政が始まったころ（ティベリウスの時代です）、博識の著述家ケルススが『医学論』という百科事典的な著作に当時の医学的知見をまとめました。そこには、炎症を特徴づけるものとして、発赤（rubor）、疼痛《とうつう》（dolor）、発熱（calor）、腫脹（tumor）を挙げています。これは現在でも通用する炎症の四大徴候であり、「ケルススの四徴」と呼ばれています。のちに、ガレノスがこれに「機能障害」を加えています（ガレノスの五徴）。たしかに炎症を起こすと、痛くて手が動かせなくなったり、傷跡が残ったり障害が残ったりすることもあります（「瘢痕《はんこん》化」といいます）。

さて、先ほどの四徴ですが、発赤はダメージが生じたところの血流が増えることによって生じます。痛みは神経が刺激されるためです。熱や腫れは、炎症細胞が集まってきて（浸潤して）、さまざまな物質を分泌することで起こります。

このように古来「困った状態」として知られている炎症ですが、ポジティブな意味もあります。炎症というのは、ダメージを治す過程でもあるのです。炎症というのは、一般に次の四つのステップで進行します。（1）上皮細胞の傷害（欠損）、（2）炎症細胞の浸潤、（3）瘢痕形成（線維化）、（4）瘢痕の吸収と上皮細胞の再生、というステップです。

たとえば肝炎でもこれと同じことが起こっています。最初に肝細胞が死にます。次に炎症細胞が浸潤します。そして、線維化と肝細胞の再生が起こります。急性肝炎では、かなりたくさんの細胞が一気に死にますが、その原因が取り除かれると、肝細胞が再生して治癒します。この過程で線維化も起こっているのですが、線維は吸収されて、目立たなくなります。一方、慢性肝炎では、一度に起きる細胞の死はあまり多くありません。問題は、ずっとその状態が続くことです。肝臓の再生と線維化が絶え間なく起こる中で、長い時間をかけて線維化が目立つようになり、やがて肝硬変に進展するのです。

肝臓のがん

そもそも「がん（癌）」とはどのような病気でしょうか。専門的な言い方をすると、癌は「上皮系細胞由来の悪性腫瘍」を指すとされています。上皮系細胞とは、からだの内・外にかかわらず、表面を覆っていて外の世界と接する細胞のことです（コラム12参照）。上皮系細胞以外の細胞（非上皮系細胞）が悪性化した場合は、「肉腫」と呼んでこれを区別しています（骨肉腫など）。ただ、一般的には上皮系、非上皮系を区別せずに、悪性腫瘍一般を「がん」と呼称しているといえるでしょう。

肝臓にも肉腫ができることがありますが、肝癌にくらべると極めて稀です。肝臓には上皮系細胞として「肝細胞」と「胆管細胞」があるので、肝癌としては「肝細胞癌」と「胆管細胞癌」の二種類があることになります。肝細胞癌のほうが圧倒的に多くて、胆管細胞癌の割合は、肝癌全体のおおむね一〇分の一程度です。慢性肝疾患からがんになる場合も、ほとんどの場合は肝細胞癌になります。

コラム12

上皮細胞と非上皮細胞

からだの細胞は、大きく上皮系の細胞と非上皮系の細胞に分類されます。私たちのからだは、一つの受精卵から生まれるのですが、細胞が分裂して増えていくうちに、球状のかたまりの外側と内側に分かれていきます。外界と接する外側に並んでいる細胞を「上皮系細胞」といいます。逆に、内側に存在する細胞が「非上皮系細胞」です。

皮膚はもちろん上皮系細胞です。面白いのは、消化管や肺などの管腔を形成する細胞も上皮系細胞に括《くく》られます。からだの中にあるとはいえ、これらの管腔も実は外の世界に接しています。消化管（腸管）には食事が、肺には空気が入ってきます。それでは、肝臓の上皮系細胞とは、と不思議に思われる方もいるかもしれません。実は、肝臓は発生段階において、腸管の細胞が移動してきて肝臓という臓器をつくっていきます。最初は、どちらかというと腸管の細胞と連続した胆管細胞の集まりなのですが、それが次第に肝細胞に分化していきます。したがって、胆管細胞と肝細胞というのは兄弟のような細胞であり、肝がんになったときに、肝細胞と胆管細胞が混じったような腫瘍ができることもあります。

肝がんの遺伝子異常

がんは遺伝子の病気です。これは、親から子へと遺伝する遺伝病という意味ではありません。からだの中の細胞に遺伝子異常が起こり、これが積み重なって、その細胞ががんになっていくということです。

二〇〇三年に終了したヒトのゲノム解析プロジェクトによって、私たち人間は二万数千個の遺伝子をもっているということが明らかになりました。その後、多様ながん腫を対象に「がんのゲノムプロジェクト」というものが推進されていたことをご存じでしょうか。

肝がんでも、どのような遺伝子異常があるのかということの全体像が、二〇一〇年代の半ばに明らかになりました。国際的なゲノムプロジェクトとして、五〇〇例以上の肝がんのゲノムが網羅的に調べられ、検出された遺伝子異常は一万以上にのぼりましたが、この中で統計学的に意味があるとされた遺伝子異常が二〇近くありました。この中には、昔から肝がんで異常があることが知られていた遺伝子もありましたが、新たに見つかったものもあります。多く見られるものからいくつか紹介すると、TERT、p53、βカテニン、ARIDなどの遺伝子に変異が見られました。

細胞は増殖する際に、染色体の末端部（「テロメア」といいます）にどうしても複製できない部分が残り、少しずつDNAが短くなります。TERTは、このテロメアの短縮を回避する酵素です。肝がんでは、TERT遺伝子の発現量を調節する領域に高い確率で変異が起き、TERTの働きが増強しています。これによって細胞が無制限に増えることができる条件が整い、がんが進行するのです。

p53というのは、有名な「がん抑制遺伝子」です。p53は、細胞に遺伝子異常が起こったときにそれを修復したり、細胞の増殖を止めたり、あるいは細胞死を誘導したりして、がんにならないようにしています。このような機能から、「ゲノムの守護神」といわれることもあります。p53に変異が入ると、この機能がうまく働かなくなりますから、がんが発生しやすくなるのです。

βカテニンは、細胞の増殖や分化を制御するWntというシグナル伝達機構に関与するタ

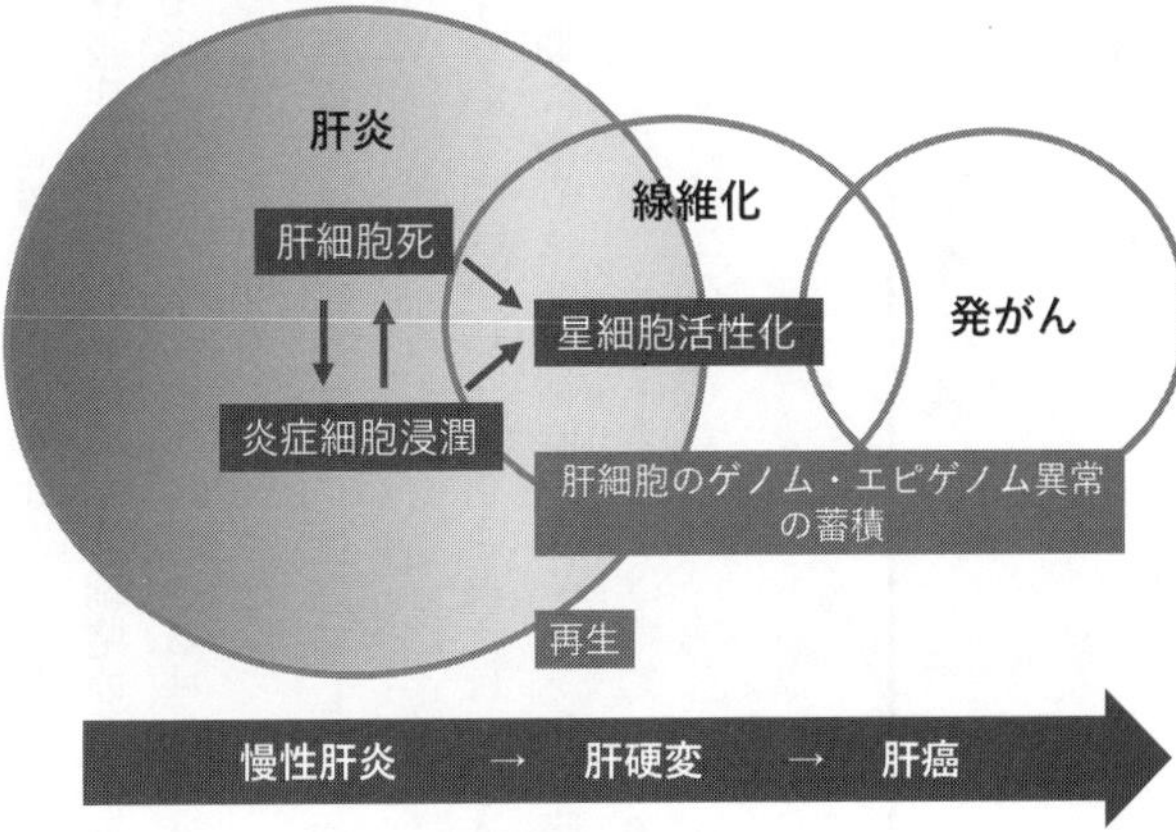

図34　慢性肝疾患の進展

ンパク質です。この遺伝子が変異すると、細胞が増殖しやすい方向に働きます。ARIDはエピゲノム（ゲノムの化学的修飾）に関連するタンパク質で、その遺伝子異常はエピゲノムの修飾機能に影響を及ぼし、さまざまな遺伝子の発現を変調させます。

このように、肝がんは一つの遺伝子異常でできあがるものではなく、異常が積み重なることで大きな腫瘍になっていくのです。

慢性炎症と発がん

なぜ、このような遺伝子の異常が肝細胞に起きるのでしょうか。そのメカニズムについては、まだじゅうぶんには解明されていません。しかし、肝がんは基本的には慢性肝炎を基礎疾患として発生してくるので、臓器の慢性炎症がこのような遺伝子の異常を蓄積するのだと考えられます。そして臓器の慢性炎症は、肝臓を構成する細胞のネットワークの異常により引き起こされるので、結びつけて考えれば、微小環境に起きる些細な変化が遺伝子異常の要因となり、やがてがんの発生につながっていくのだといえそうです。

肝細胞は正常の状態では増殖しない細胞ですが（数千個に一個しか増殖していないといわれています）、肝炎という、細胞が死に続けている状況のもとでは、生き残った細胞が活発に増殖します。遺伝子の書き換えはDNAが複製する際にエラーとして生じるので、本来は休止期にあるはずの細胞を多く抱える肝臓にとって、再生し続けるという状況は発がんのリスクを上げることにもなります。このような複合的な要因で、臓器の慢性炎症を介した肝臓の発がんが起こるのです。

コラム13

がんウイルス

「B型肝炎もC型肝炎もウイルスでしょう。ウイルスそのものががんの原因になっているのではないのですか」という質問を受けることがあります。鋭い質問で、ウイルスによってがんが生じる「ウイルス発がん」の例はたしかに存在します。

たとえば、「ラウス肉腫ウイルス」はニワトリに肉腫を起こすウイルスですが、不思議なことに、もともとニワトリの細胞に存在するタンパク質――シグナル伝達経路を構成するものです――の遺伝子をもっています。このウイルスのもっている遺伝子は、外からの信号なしに常に活性化しているタイプのもので、細胞が無秩序に増殖してしまいます。このようなものを典型的ながんウイルスといいます。

ヒトのがんでも似たようなメカニズムでがんを発生させるウイルスがあり、代表的なものは、子宮頸がんのパピローマウイルス、咽頭がんや胃がんの一部に見られるＥＢウイルスです。Ｂ型肝炎による肝細胞がんでも、ウイルスの遺伝子の組み込みによってがんが発生することがあります。

しかし他方で、Ｃ型肝炎ウイルスの場合は、このようなウイルスによる直接的な発がんはありません。Ｃ型肝炎ウイルスは、パピローマウイルスやＥＢウイルス、あるいはＢ型肝炎ウイルスなどとは異なるタイプのウイルスです（「ＲＮＡウイルス」といいます）。したがって、ウイルス遺伝子が宿主細胞の遺伝子に組み込まれることがないのです。ただし、酸化ストレスによる間接的な発がん作用はあるようです。しかし、Ｃ型肝炎ウイルスはいわゆる「がんウイルス」ではなく、肝細胞の遺伝子に異常が蓄積して発生するC型肝がんの根本的原因は、やはり肝臓の慢性炎症だと考えてよいのです。

肝がんの背景疾患

肝細胞がんは慢性肝疾患から発生することがほとんどです。日本では、以前はC型肝炎からの発がんが全体の四分の三程度を占めていましたが、最近は減ってきており全体の半分以下になっています。これは、C型肝炎に対する感染予防が徹底され、抗ウイルス治療が普及したからです。B型肝炎による肝がんの頻度はあまり変わっていません。

増加しているのが、非ウイルス性肝疾患によるものです。アルコールによるものが約三分の一、非アルコール性脂肪肝炎（NASH）によるものが約三分の一、残る三分の一がその他の慢性肝疾患です。肝がんはずいぶん進行するまで自覚症状が出ないので、診断の契機は健康診断あるいは慢性肝疾患の経過観察中に行われた腹部超音波検査によるものが大半です。特に、発がんリスク群である慢性肝疾患に対しては、定期的な超音波検査が行われているので、早期に発見することができます。

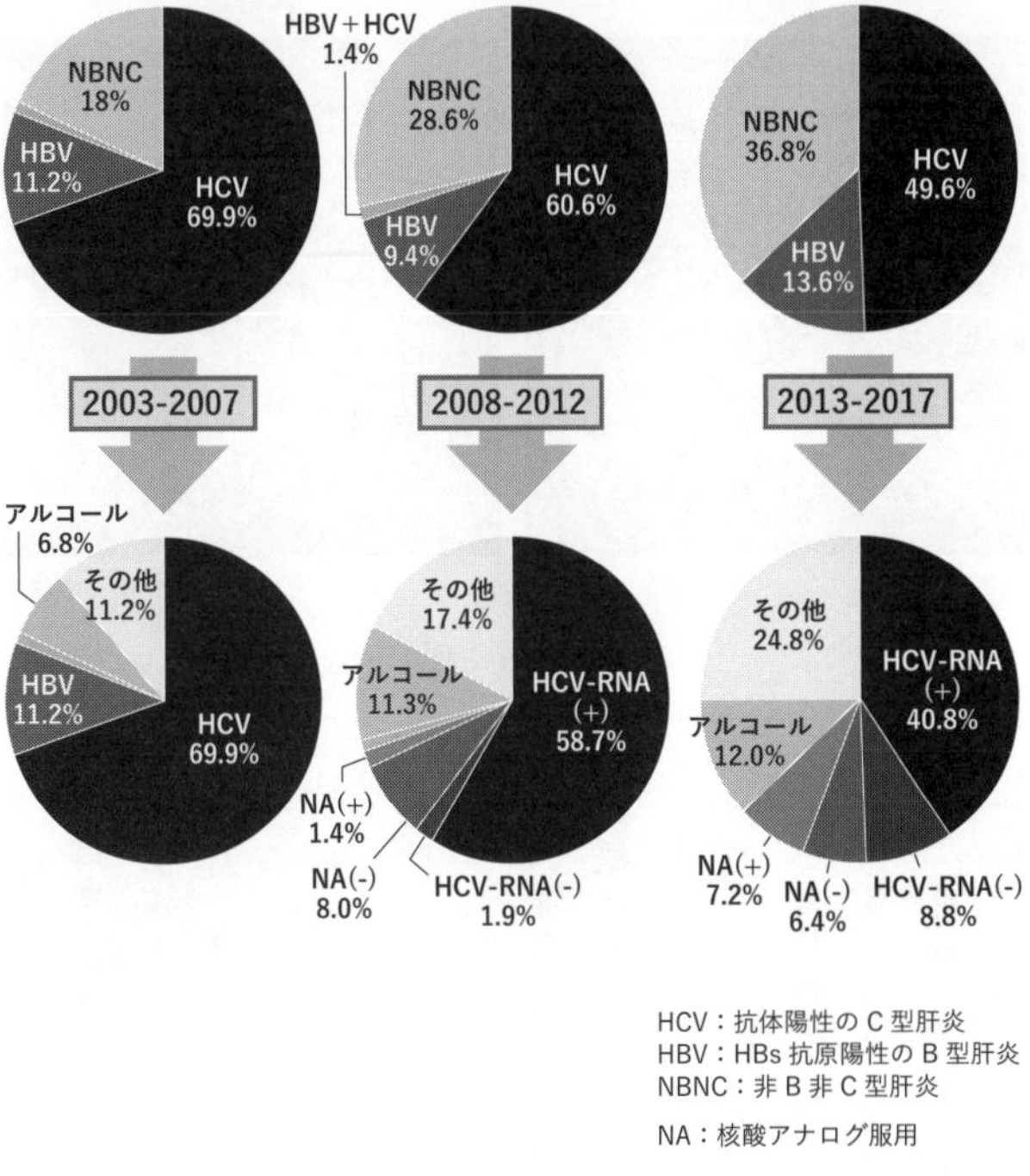

図 35　初発肝癌の背景疾患の変遷（大阪大学のケース）

竹原徹郎「肝臓病の update――ウイルス肝炎と脂肪肝炎」『日本内科学会雑誌』108(3), pp.408-415, 2019 より

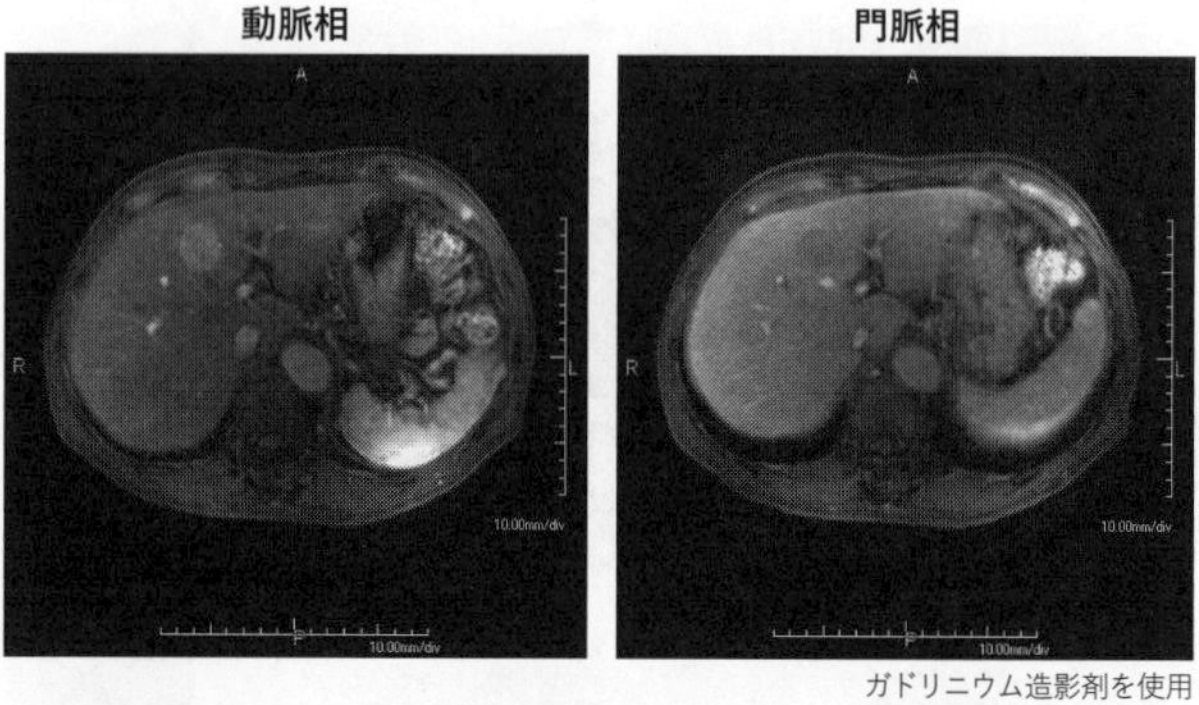

図 36　肝癌の MRI 像

肝がんの診断

肝がんの診断は、CTやMRIなどの画像検査で行います。最初に見つかるきっかけは、先ほど述べたように、簡単に検査できる超音波検査であることが多いですが、がんなのか、がんではない良性の病変なのかを鑑別するためには、造影剤を用いたCTやMRIが有用です。肝がんは血流が多い腫瘍で、その血流が門脈ではなく肝動脈から供給されるという特徴があります（正常な肝臓は逆で、主に門脈から血液の供給を受けています）。そこで、この特徴を利用して、造影剤を使ったときの染まり方から肝がんの質的診断を行うのです。

どうしても、良性／悪性の鑑別ができないときは、腫瘍の一部を細い針で採取し、顕微鏡を覗いて病理学的に診断することもあります（「腫瘍生検」といいます）。血液検査の腫瘍マーカーというものがありますが、肝がんにも、アルファフェトプロテイン（ＡＦＰ）やデス‐γ‐カルボキシプロトロンビン（ＤＣＰ）と呼ばれる、優れたマーカーがあります。ただ、残念ながら早期発見の観点からはあまり役に立ちません。

コラム14

肝がん診療の特徴

肝がんの診療の特徴は、大きく三つあります。一つは、診断にあたって画像診断が極めて重視されること、もう一つは、治療にあたって「残存肝予備能」が大きな問題になること、そして三つ目は、残念ながら再発が多いということです。

一般に、がんの診断というのは、組織の病理診断で行われることが普通です。たとえば胃がんを疑われた場合、みなさんは胃の内視鏡検査を受け、バイオプシー（生体組織採取検査）をしてもらって、確定診断を受けるはずです。内視鏡で容易にアプローチできる（消化管のような）管腔臓器以外でも、その原則は変わりません。膵がんでも組織を採取しますし、婦人科や泌尿器科のがんでも同様です。しかし、肝がんの場合はすこし事情が異なります。もちろん、どうしても鑑別がつかない場合は、腫瘍生検といって、やはりバイオプシーをするのですが、たいがいの場合は組織診断をすることなく、画像で診断しています。

ここでいう画像診断とは、CTやMRI検査のことです。超音波で拾い上げられた肝臓の腫瘍性病変に対して、造影剤を用いたCTやMRI検査をすると、肝がんの場合ははっきりわかる特徴があらわれます。組織診断に匹敵する、あるいはそれを凌駕するような診断性能が得られます。

その背景には、次のような理由があります。第2章で、肝臓に流入する血液は、門脈血が七〇パーセント、動脈血が三〇パーセントという話をしました。先ほども触れましたが、実は肝がんになると、門脈血の流入を受けなくなり、もっぱら肝動脈で血液の供給を受けるようになります。門脈血は脾臓や消化管をいったん経由してから肝臓にやってくるので、肝動脈血にくらべると遅れて肝臓に到達することになります。このような性質があるので、たとえば腕の静脈から造影剤を急速に入れてCTを撮ると、最初に肝がんが写り、その後に周囲の肝臓の部分が写るという順番になります。その他にも、MRIの場合は、肝細胞には取り込まれるけれども、肝がんには取り込まれないような造影剤もあります。これを用いて、しばらく時間が経った後に撮ると、肝がんの部分が抜けて見えます。このようなことから、肝がんの診断では、画像診断の性能が優れているのです。だいたい二センチメートルもあれば、がんかどうかがよくわかります。

もう一つの特徴は、治療選択における「残存肝予備能」の問題です。胃がんや婦人科腫瘍の場合は、とにかく腫瘍を全部、確実に切除することが主眼になります。残す臓器のサイズは必ずしも考慮する必要はありません。

しかし、肝がんの場合は、肝臓が必須の臓器であることから、切除した後に残る肝臓のサイズ、もっといえば肝臓の機能が重要です。肝臓は予備力がある臓器ですが、正常な場合でも三分の一のサイズの肝臓が必要です。肝がんの場合は、肝硬変などを患い、すでに肝機能が低下している状態でなることが多いです。すなわち、余力がない状態で、肝がんの治療をしなければならないということです。したがって、肝がんの治療法を選択する場合は、腫瘍の進行度よりも、まずは肝臓の残存肝予備能が問題になります。

ＲＦＡや外科治療、ＴＡＣＥや分子標的治療薬などの治療は、多かれ少なかれ、肝予備能に悪い方向に働きます。肝がんの治療効果とそれによる予備能の低下は、トレードオフの関係にあるといえます。このようなことを厳密に評価したうえで、肝がんの治療は行われていくのです。

最後に、肝がんの抱える大きな問題として、「再発が多い」ということを挙げなければばなりません。これは治療の問題というよりも、肝がんのもつ生物学的な特性によるものです。肝がんが慢性肝疾患から発生するということは、裏を返せば、慢性肝疾患を有する肝臓はいつ発がんしてもおかしくないということになります。ある場所にできた肝がんを治療しても、同じような発がんが場所や時期を変えて生じる可能性があります。これらをそれぞれ「異所性発がん」あるいは「異時性発がん」と呼んでいます。

治療後の見通し（予後）の良いがんとして有名なものに、甲状腺がんや前立腺がんがあります。甲状腺がんや前立腺がんは、初診の時点から数えて、五年目の平均生存率は九〇パーセントくらいです。消化器系のがんであれば、大腸がんなどは比較的予後の良いがんで、五年生存率は七〇パーセント程度です。一方、膵臓がんは極めて予後の悪いがんで、平均の五年生存率は一〇パーセントを切っています。

そのような中で、肝がんの平均の五年生存率は三五パーセント程度で、予後は各種がんの中間くらい、あるいは中間よりもやや悪い程度のがんだといえます。

肝がんは早期にみつけると外科切除やRFAにより、根治させることができます。しかし、肝がんの難しいところは、治療をしてもその五年生存率がなかなか改善しないことです。

一般に、がんといえども、治療が奏功して一年、二年と経つと、その患者さんの五年

男性（15～99歳）

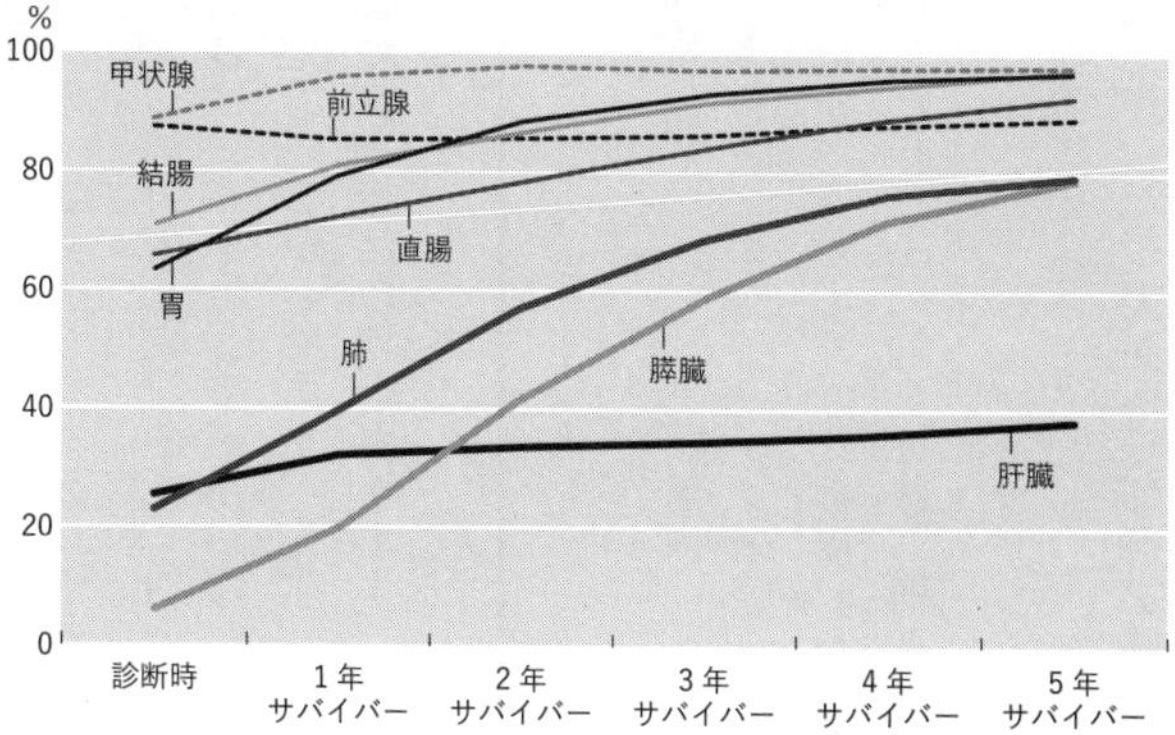

女性（15～99歳）

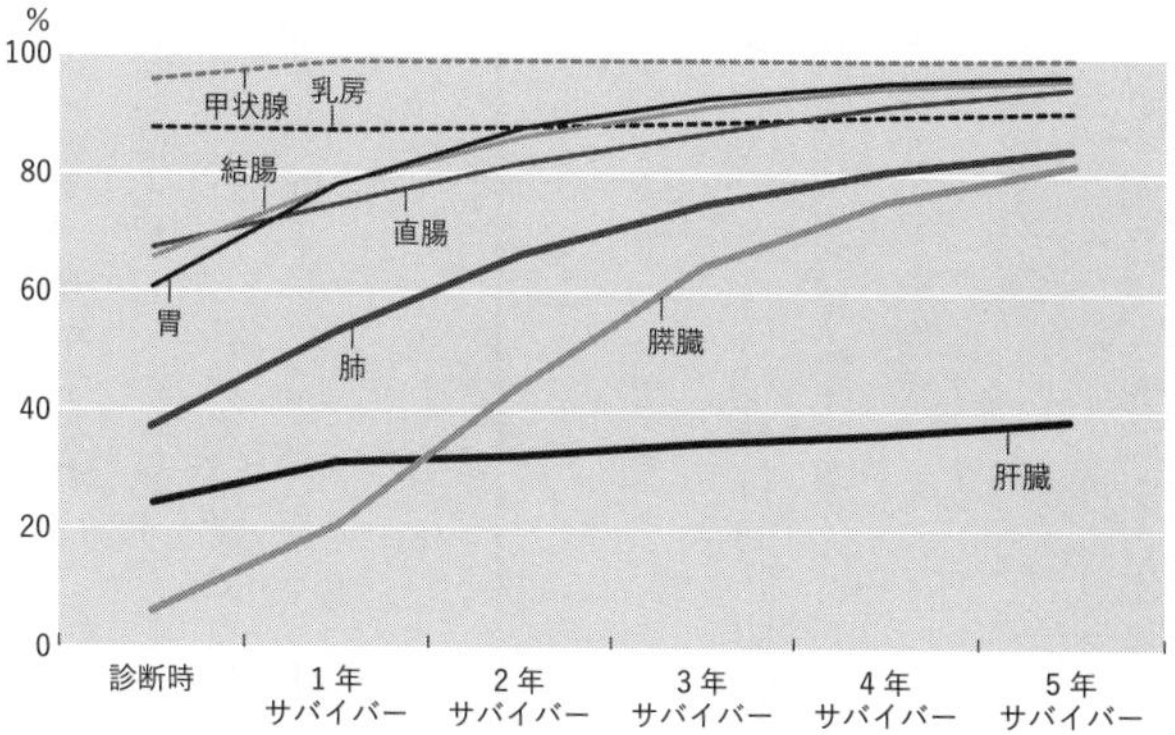

図37　がんサバイバー5年生存率
がん研究振興財団「がんの統計 2021」より

生存率は上昇していきます。たとえばもっとも予後の悪い膵がんであっても、治療により一年のあいだ生存できると(一年サバイバーといいます)五年生存率は二〇パーセント、二年サバイバーになると四〇パーセントという具合に上昇していきます。しかし、肝がんの場合は、五年生存率がなかなか上昇しません。これは、肝がんが常に再発するリスクを抱えているからであり、先述した残存肝予備能が低下してくることで、新たな治療選択肢が狭まるためでもあります。

肝がんの治療

肝がんは早期であれば、ラジオ波焼灼《しょうしゃく》治療(RFA)あるいは外科的肝切除によって根本治療が可能です。中等度に進展した場合は、肝動脈化学塞栓療法(TACE)が行われます。進行した肝がんに対しては、様々な抗がん剤治療が行われます。

• ラジオ波焼灼術(RFA)

超音波でからだの表面から腫瘍を確認し、これに針を刺して、先端から出るラジオ波で焼灼（組織を破壊）する内科的な治療法のことです。「導電体に電流を流すと熱が生じる」という現象を用いて、人体に電気を流して局所を加熱し、肝がんを壊死させます。

一九九〇年代には、腹部超音波検査の精度が上がるにともなって、小さな肝がんがみつかるようになりました。これに細く長い針を刺して、アルコールを注入して壊死させる治療法を「経皮的エタノール注入（PEIT）」といいます。しかし、PEITで腫瘍全体にアルコールを行き渡らせることは容易ではありません。二〇〇〇年代になると、従来の細い針ではなく、もう少し太い針状の導電体を用いることにより、一定の範囲を壊死させることができるようになったため、三センチメートルまでの大きさの肝がんに対しては、根本的な治療効果が得られるようになりました。肝がんは多発するという特徴がありますが、概ね三個程度までであれば、ラジオ波で治療することができます。また、肝がんは再発することも多いですが、外科手術にくらべればダメージも少なく、繰り返しRFAで治療することができます。

・肝動脈化学塞栓術（TACE）

肝動脈にカテーテルを挿入して、肝がんに栄養を供給している血管（栄養血管）に抗がん剤を入れることで、塞いでしまう治療法です。肝がんは、正常な肝臓と異なり、門脈ではな

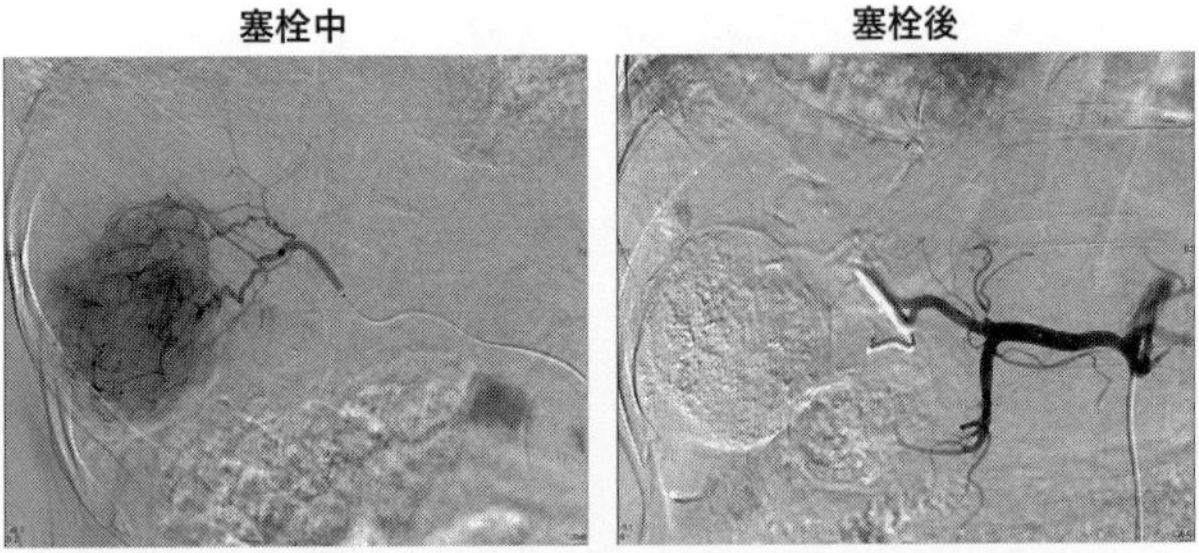

図38　肝動脈化学塞栓術（TACE）

く動脈から酸素や栄養を受けています。そのため、栄養血管を使うと、肝がんに効率よく薬を到達させることができます。また、その血管を塞《せ》き止めることで、肝がんに「兵糧攻め」をしかけられます。カテーテルは、多くの場合は足の付け根にある大腿動脈から挿入します。

・分子標的治療

最近、目覚ましい進歩がみられるのが、肝がんの分子標的治療の分野です。

従来のがんの化学療法（抗がん剤治療のことです）では、がん細胞が増殖する際に必要な遺伝子の複製や細胞の分裂をおさえるタイプの薬を使うことが主流でした。しかし、からだの中には、骨髄での造血をはじめ、活発に増殖している細胞がたくさんあります。このようなタイプの薬は、正常な臓器の細胞の新陳代謝を阻害するので、種々の副作用（貧血、脱毛、食欲低下など）が付き物でした。

分子標的治療薬は、がんの増殖機構にかかわるシグナル伝達を阻害するなど、がんに対して特異的に働きかける薬剤ですから、このような副作用が出現する可能性は低くなります（そのかわり、間質性肺炎、タンパク尿、皮膚炎など、分子標的治療薬に特有の副作用が出現することがあります）。

肝がんについても、このような新しいタイプの薬剤が多数承認され、臨床で使用できるようになりました。当初は、マルチキナーゼ阻害薬（ソラフェニブ、レゴラフェニブ、レンバチニブ、カボザンチニブ）という、がん細胞の増殖シグナルをおさえるタイプの薬が多かったのですが、最近は血管新生（新しい血管の形成）をおさえる薬剤（ラムシルマブ、ベバシズマブ）や、免疫チェックポイント阻害薬（アテゾリズマブ）も承認されています。免疫チェックポイント阻害薬というのは、がんを攻撃する免疫細胞を活性化する薬剤です。

分子標的治療薬というと、「がん細胞の増殖」の抑制に特化した薬であると思われるかもしれませんが、実はそうとも限りません。私たちは、がんというと、がん細胞のかたまりのようなものを思い浮かべがちですが、実はがんの組織の中にも、血管内皮細胞や免疫細胞、線維芽細胞などがひしめき合う微小環境が、先ほど説明した炎症の際と同じく存在します。

肝がんの場合も、肝がん細胞とともに血管内皮細胞、免疫細胞などが、がんの内部にいま

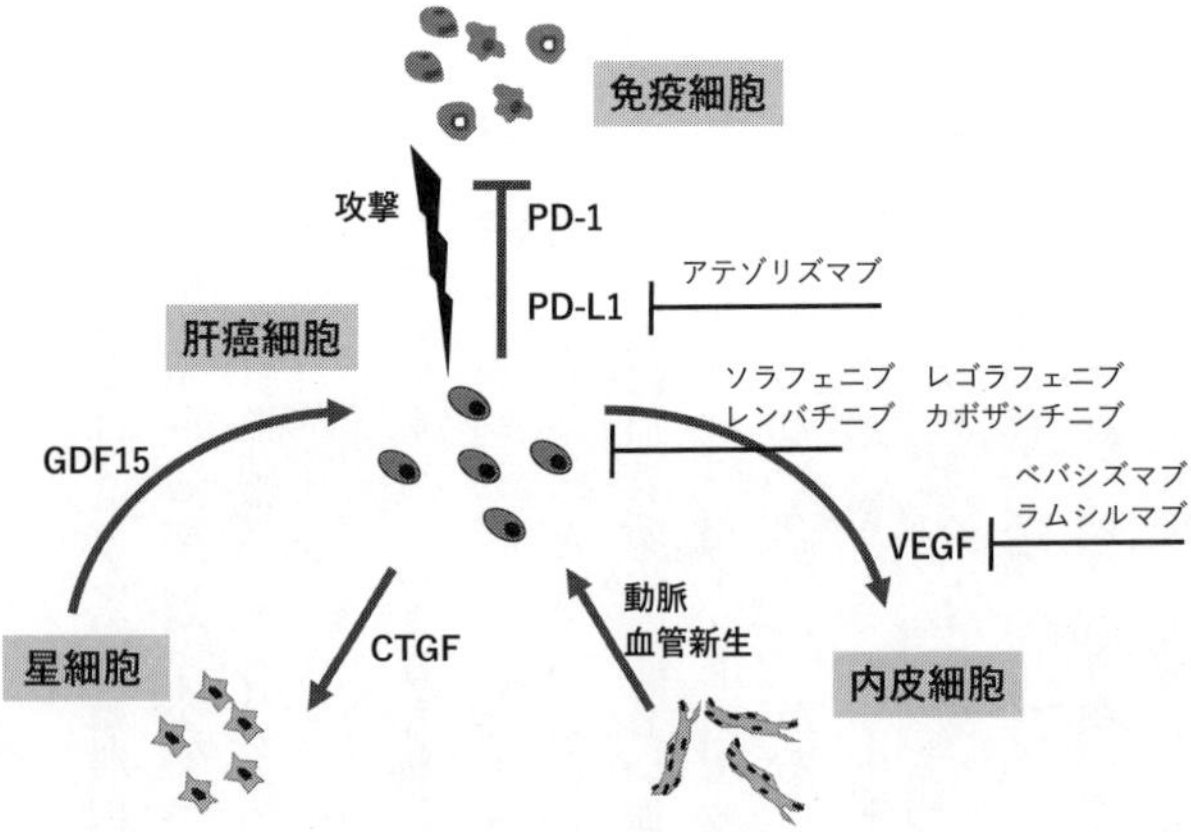

図 39　肝癌の微小環境と分子標的治療

す。そして、これらの細胞はお互いに密接な信号のやりとりをして、がんの組織を維持しているのです。たとえば、がん細胞が分泌する血管内皮増殖因子（ＶＥＧＦ）が血管新生を促し、がん細胞が表出するＰＤ—Ｌ１という免疫チェックポイント分子が免疫細胞を抑制するといった具合です。分子標的治療薬というのは、こうしたがんの微小環境におけるネットワークを破壊することによって、がんを治療する薬剤群であると理解したほうがいいと思います。

肝がんの微小環境には、線維化のところでご紹介した、活性化した星細胞（線維芽細胞の一種）も存在します。最近、肝がん細胞は結合組織増殖因子（ＣＴＧＦ）というサイトカインを分泌して星細胞を活性化し、さらに星細胞が成長分化因子15（GDF15）というサイトカインを分泌して、肝臓がんの細胞の増殖を促していることがわかってきています。現在のところ、肝がん細胞の星細胞の相互作用を標的とした分子標的治療薬は開発されていませんが、今後もこの分野の研究の進展が期待されます。

肝がんの診療は、従来はとにかく早期発見してRFAやTACEを行うというやり方が主流でした。残念ながら、再発などを繰り返し、RFAやTACEで治療する段階を超えた「進行肝がん」になってしまうと、有効な手だてがありませんでした。現在は、分子標的治療薬が充実してきており、進行肝がんになっても、積極的な治療ができる時代になっています。がんと付き合いつつ、生活の質を保ちながら、長生きが望める時代になってきているのです。

コラム15

肝臓病の治療にかかる費用②
――肝がんの場合

肝がんの治療は大きく分けると、手術、RFA、TACEなどの処置系のものと、抗がん剤などの薬剤を用いる方法があります。薬剤費の高騰についてはコラム10でも触れましたが、肝がんの抗がん剤治療も、従来型の治療とは異なり、種々の分子標的治療薬がでてきて高額になっています。

マルチキナーゼ阻害薬の一つとして、よく使用されているレンビマ®(レンバチニブ)は、一錠(四ミリグラム)約四千円、一日三錠(体重六〇キログラムの場合)を一か月使うとすると、月三六万円を超えることになります。また、肝がんに対する免疫チェックポイント阻害薬を含めた抗がん剤治療として、テセントリク®(アテゾリズマブ)とアバスチン®(ベバシズマブ)の併用治療があります。これは三週間単位の治療で、体重により投与量が異なりますが、六五キログラムくらいの体格の方で、三週間で一〇〇万円近くになります。一方、処置系の肝がんのラジオ波焼灼《しょうしゃく》術にかかる入院費用は六〇万円程度です。

なお、コラム10と15で紹介した費用は、「薬価」や処置系の場合は「包括医療費支払制度(DPC)」で計算した全体の医療費であり、健康保険が通常の三割負担の方の場合は、その三〇パーセントが実際に自分が支払う金額になります。

第7章

肝硬変の怖さ

肝不全と門脈圧亢進症

第6章では、肝炎を起点に線維化と発がんが起こるということ、そしてその帰結としての肝がんの話をしました。この章では、肝臓という臓器が線維に置き換わった結果として生じる肝硬変についてお話しします。

肝臓が線維に置き換わると、正常の肝臓の機能が損なわれるようになります。このような状態を肝不全と呼んでいます。また、肝臓が硬くなると、肝臓に入ってくる血流が堰き止められるようになります。このような状態を門脈圧亢進症といいます。

肝硬変の話をする前に、肝臓の重要な症候である肝不全と門脈圧亢進症について紹介しましょう。

肝不全

第3章で肝臓の機能についてお話ししました。それを読んで、肝臓というのは、自らのためにではなく（肝臓自身のためにではなく）、他者のために（他の臓器のためにという意味です）日夜休むことなく働いているのだなと、感心されたと思います。あるいは、このような肝臓がもし働かなくなると、私たちはどうなるだろうと逆に心配になったかもしれません。

最初に強調しておきたいのですが、人間は肝臓なしに生きていくことはできません。同じ消化器の臓器でも、胃や食道、大腸はなくなってしまってもなんとかやっていけますが、肝臓はそういうわけにはいかないのです。

よく引き合いに出される膵臓も、重要な臓器です。確かに、膵臓がなくなると消化吸収に支障が出ますし、何よりインスリンが出なくなるので糖尿病になります。しかし、消化酵素やインスリンは外から補うことができるので、命を失うことはありません。小腸も、単なる食物の通過する管ではもちろんなく、消化酵素で消化された栄養素を吸収する重要な臓器です。しかし、たとえ全部摘出したとしても、やはり点滴で栄養を補うことにより、元気に暮らしていくことが可能です。

「肝腎要」という言葉にも入っている腎臓は、みなさんよくご存じのように、透析という機械を使った治療法があります。心臓も「肝心」といわれるとおり大事な臓器ですが、ポンプ

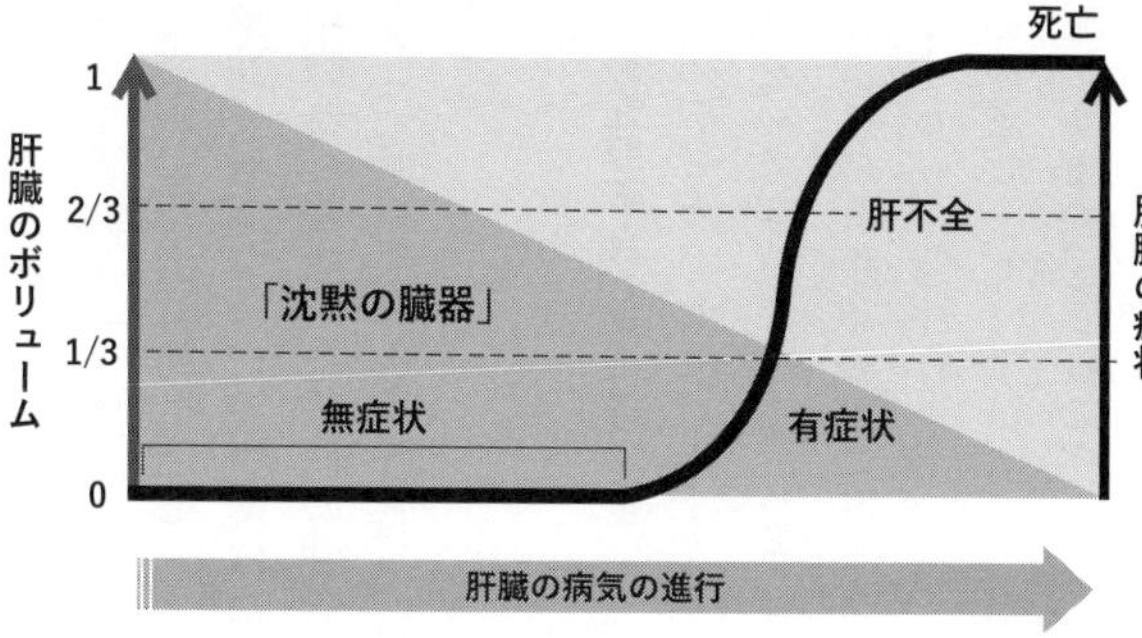

図 40　肝疾患の進展と肝臓の症候の出現

機能を代替する機械を人工心臓として利用できます。しかし、肝臓の場合は、あまりにもその機能が複雑なために、人工臓器も実用化されていないのです。

一方、第１章で紹介したように、肝臓は予備能がとても豊富な臓器ですから、少々ダメージがあっても、全身の必要な機能は補うことができます。困った症状が出なくてすむのです。したがって、私たちは肝臓に障害が起こってもなかなか気づきません。肝臓は、よく「沈黙の臓器」といわれますが、それは肝臓が予備能豊富で、しかも再生能力があるからなのです。

ある臓器の機能に障害が起こり、生体全体の要求を満たせなくなった状態を臓器不全と呼んでいます。それぞれの臓器の名前の後に「不全」という言葉をつけて、そのように表現します。さきほど、腎臓の病気の際の透析や、心臓の病気の際の人工心臓の話をしましたが、これらは重度の腎不全や心不全のための治療法です。肝臓の場合は、生体の要求する仕事ができなくなった状態を肝不全と呼んでいます。

さらに重要な概念として、多臓器不全というものがあります。個々の臓器は生体のなかで単独で機能しているのではなく、臓器間のネットワークを形成しています。そのため、一つの臓器の機能不全は他の臓器にも影響し、最終的に多臓器不全に陥ります。肝不全が進行すると、腎不全や呼吸機能の不全、あるいは感染症など免疫系の不全を起こすことがよくあります。

急性肝不全と慢性肝不全

肝不全は、大きく分けると急性肝不全と慢性肝不全に分類できます。

読んで字のごとく、急性肝不全は急に起こった肝疾患で肝不全になった場合、慢性肝不全は慢性の肝疾患の末に肝不全に至った場合です。もう少し説明を加えると、急性肝炎が重症化すると、急性肝炎重症型、あるいは劇症肝炎になりますが、このような病態を急性肝不全と考えたらよいでしょう。急性肝炎で、プロトロンビン時間が延長してくると、重症型と診断されます。さらに肝性脳症が出現すれば、劇症肝炎です。慢性肝不全は、慢性肝疾患の終末期の姿の一種です。慢性肝炎が進行すると肝硬変になりますが、肝硬変がさらにすすんで

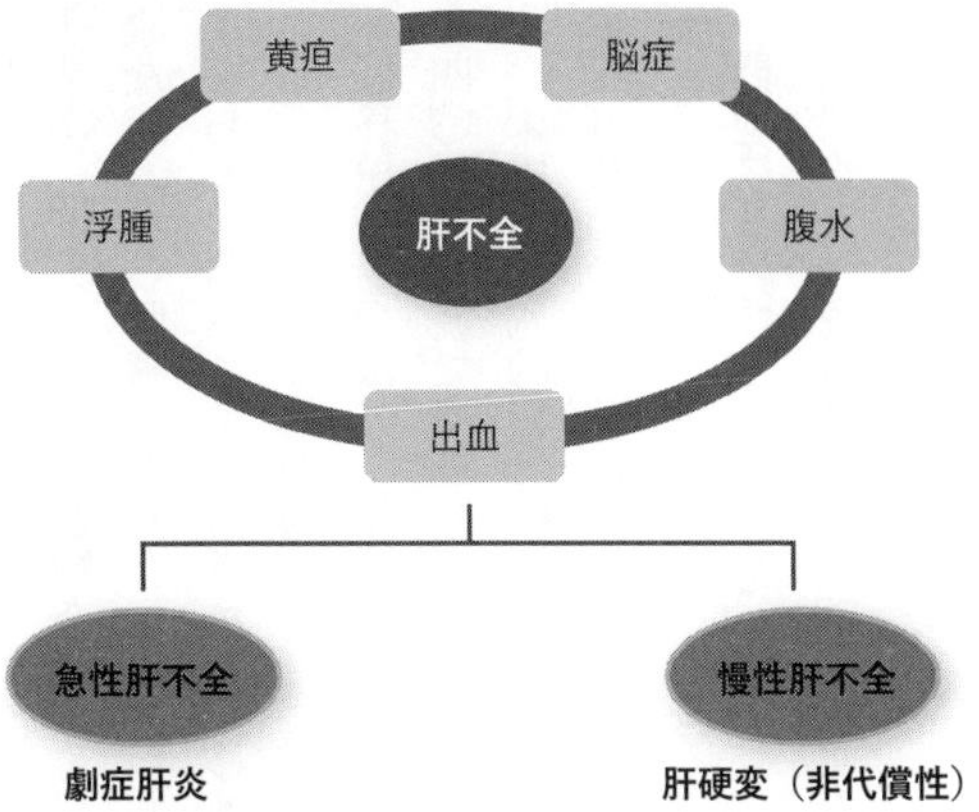

図 41　肝不全：肝臓の機能が破綻した状態

有症状になると、非代償性肝硬変になります。非代償性肝硬変になってくると、おおむね、慢性肝不全にもなっていると考えていただいてもよいと思います。

肝移植

臓器移植は、臓器不全に対する究極の治療です。腎不全の場合は腎移植、心不全では心移植が行われることがあります。肝臓の場合は、肝不全の患者さんに、人間の正常な肝臓の一部（あるいは全部）を移植することにより、もとの肝臓の状態に戻すことができます。他人の肝臓を植えつけるわけですから、免疫抑制治療などを継続的に行わなければなりませんが、移植後六ヵ月以内に約二〇パーセントで発生するさまざまな合併症を乗り越えると、その後は長期にわたって元気に暮らしていくことができます。

肝臓をもらう側（患者さんのほうです）をレシピエント、肝臓をあげる側をドナーといいますが、ドナーには二種類あります。一つは、レシピエントと血縁関係・親族関係にある健康な成人から肝臓をもらうケース、もう一つは臓器提供の意思を持った方が亡くなったときにもらうケースです。前者からの移植を生体肝移植、後者からの移植を脳死肝移植と呼んでいます。生体肝移植の場合は、健康な方から肝臓の一部を取り出して移植し、脳死からの死体肝移植の場合は、一般的には肝臓の全部を移植します。日本の肝移植の年間実施数は、近年四〇〇例前後で推移しています。うち約五〇〜九〇例が脳死肝移植、残りが生体肝移植です。米国では八〇〇〇例を超え、お隣の韓国でも一五〇〇例近く実施されていますから、日本は肝移植の実施数が少ない国になっています。

門脈圧亢進症

慢性肝不全を起こす代表的な疾患が肝硬変ですが、肝硬変ではさらに門脈圧亢進症を併発してくることがあります。

門脈圧亢進症の簡単なイメージは、肝臓が硬くなって、腸管や脾臓から流れてくる門脈の血液が肝臓に流入できなくなった状態です。出口の流れが悪くなっているのですから、門脈の圧力が上昇するのです。肝不全との関係でいえば、急性肝不全は、急激に起こる肝不全ですから、肝臓の機能のダメージによって生命は危険な状態になりますが、肝臓はあまり硬くなりません。硬くなるほどの時間が経っていないからです。一方、慢性肝不全の際は、多かれ少なかれ肝臓に線維化が起こっていて、肝硬変になっていることも多いです。この場合は、門脈圧亢進症も併発していることがあります。

川の流れが、下流で堰き止められたらどうなるでしょうか。水圧が高まれば、上流の堤防が決壊して新たな支流ができ、やはりその水は海に注いでいくでしょう。門脈圧亢進症でも同じようなことが起こります。いろいろなところに、側副血行路（シャント）ができて、肝臓を介さずに血液は心臓に還っていくのです。この中で、最も臨床的に重要なのが食道静脈瘤です。食道静脈瘤は、門脈の血液が食道の粘膜下の小さな血管を介して、大静脈に還っていく血液路のことです。これが、臨床的に重要なのは、ここに血液が多量に流れると、それに傷がついたときに大出血を起こすからです。食道静脈瘤が破裂すると、患者さんは大量の吐血あるいは下血をし、命にかかわります。食道ではなく、胃の上部に側副血行路が形成されることもあり、これを胃静脈瘤といっています。これも大出血の原因になります。また、直腸の粘膜下に側副血行路が形成されることもあります。これが痔静脈瘤です。

さて、消化管の粘膜の下に形成される側副血行路の話をしましたが、皮膚の下の血管を通って、門脈の血液が心臓に還っていくこともあります。おへそから周囲に放射線状にとぐろを巻くような血管が現れ、中心から円周方向に向かう血液路が形成されることがあるのです。これは印象的な所見なので、「メドゥーサの頭」と呼ばれています。メドゥーサというのは、ギリシア神話に出てくる、怪物の三姉妹の一人です。メドゥーサに見つめられると誰でも石になってしまうので恐れられたのですが、これをペルセウスが退治します。切りとられた首がメドゥーサの頭で、彼女の髪の毛はとぐろを巻く無数の蛇だったのです。西洋の絵画では、さまざまなところで見かけるモチーフになっています。ともあれ、このように消化管粘膜や皮膚の下以外の、体表や内視鏡で見えないところにも、いろいろな側副血行路が形成され、門脈の血液は心臓に戻っていきます。

側副血行路による障害

このような側副血行路が形成されると、いろいろな支障が出てきます。そもそも門脈の血流が肝臓を流れずに、支流を使って心臓に戻るというのが問題です。門脈の血液がまず肝臓を通るのにはそれなりの理由があって、実は「細菌」が関係しています。

腸管の中には大量の細菌がいます。一番有名なのは大腸菌かもしれませんが、実は一〇〇〇種類以上の細菌が住んでいて、その数はなんと一〇〇兆個といわれています。私たち人間の細胞の数がだいたい六〇兆個ですから、それよりもずっと多い細菌（これも一つ一つが細胞です）を腸の中に飼っているということになります。最近は、この腸内細菌叢（「叢」はお花畑に近いイメージです）が注目されていて、肥満や代謝疾患の原因になっているのではないかといわれています。抗生物質を飲みすぎたときに起こる特殊な腸炎（ディフィシル腸炎）は重篤な疾患ですが、腸内細菌叢を入れ替えることによって治るともいわれています。

しかし、腸管の中には有害な細菌もたくさんいますから、そこから入ってくる血液もある程度きれいに濾過しなければなりません。これには、肝臓の中のクッパー細胞やその他の免疫細胞が役立っています。加えて、腸管はアンモニアの主要な発生場所であり、これも尿素サイクルで処理しないといけません。

側副血行路が形成されると、門脈の血液はこのようないくつもの大切なチェック機構を逃れて全身に入ってしまうのです。そうすると、感染症を起こしやすくなります。そして、アンモニアを含んだ血液が直接心臓に還り、頭にめぐると肝性脳症が起こりやすくなります。また、腸管から吸収されたグルコースも肝臓を素通りしますから、血糖のコントロールも不良になります。

さらに、門脈の血液が肝臓を流れないということ自体も問題です。肝臓の血流の七〇パーセントは門脈血流だといいました。門脈の血流が徐々に悪くなると、肝臓は萎縮していきます。肝臓の悪化が門脈の流れを悪くさせ、それがまた肝臓の悪化につながるというような、悪循環になってしまうのです。

先ほどの川の例でもう一度説明すれば、下流を堰き止めることで圧力が高まると、川の上流も困ったことになります。水が溜まってくるからです。門脈圧亢進症の場合は、まず脾臓が腫れてきます。脾臓というのは、マイナーながらもたくさんの免疫細胞を持ち、免疫の維持に役立っている臓器で、古くなった赤血球や白血球、そして血小板を破壊して処理する働きをします。門脈圧亢進症によって脾臓が腫れてくると、この血球を処理する機能が過剰になり、貧血や白血球減少、血小板の低下が起こってきます。これが脾機能亢進症で、その結果として起こるのが汎血球減少症です。血小板は止血にかかわる細胞なので、肝臓の機能の低下による凝固異常とセットになると、ますます出血が止まらなくなります。C型肝炎では、肝臓の線維化の進行にともなって、血小板が低下していきます。このようなわけで、血小板の数は、C型肝炎患者の肝臓の線維化の程度を評価する簡便な指標になっているのです。

慢性肝疾患の終末像

さて、肝硬変の二つの重要な病態について説明しましたので、いよいよ肝硬変の話をしましょう。

肝臓の病気は、ウイルス肝炎やアルコール性肝障害、過食にともなう脂肪肝、自己免疫性肝炎などさまざまな原因で発症しますが、これらは、いずれも慢性の肝障害をひきおこし、これが長く続くと、肝硬変に進展します。肝硬変は、肝臓の線維化が進行し、正常な肝臓の小葉構造が破壊された状態です。

ただし、肝臓は余力があるので、肝硬変になっても無症状で、患者さん自身が気づいていない場合があります。自覚症状（つかれやすい、足のむくみ、腹部膨満感、血が止まりにくい）あるいは他覚的な所見（黄疸、腹水、肝性脳症、食道静脈瘤）がない肝硬変を代償性肝硬変、いずれかがある場合を非代償性肝硬変と呼んでいます。慢性肝炎から代償性肝硬変になり、そして非代償性肝硬変になると理解してください。非代償性肝硬変というのは、先ほどご説明した肝不全や門脈圧亢進症の症候が出現した状態ということになります。

さらに、肝硬変では、門脈や体循環にシャント血流が形成され、血漿循環量が増大するにもかかわらず、循環がうまくいかなくなりがちです。極端な場合は、肝肺症候群や肝腎症候群を合併し、肺でのガス交換機能や腎機能が低下します。

肝硬変では、アルコール多飲、特発性細菌性腹膜炎などの細菌感染症、消化管出血などが悪化の要因になって、肝不全が短期間に急速に進行する場合があります。これらの病態は、acute-on-chronic 型の肝不全（ＡＣＬＦ）と呼ばれ、最近注目されています。

また、前の章で説明しましたが、肝がんは肝硬変を背景として出現することが多いです。肝がんが発生しやすいというのも肝硬変の特徴です。

肝硬変の重症度分類

肝硬変は、まったく無症状のものから、皮膚が黄色くなりお腹に水が溜まってしまうものまで、たいへん幅広い臨床像を示します。肝硬変の重症度分類には、いくつかのものがありますが、臨床で最も汎用されている重症度分類について、ここで紹介しておきます。

それはチャイルド‐ピュー分類というもので、もともとは門脈圧亢進症に対する予後予測をするために提唱された分類なのですが、今では、広く肝硬変の重症度分類として使用されています。

チャイルド‐ピュー分類では、肝硬変の臨床症候の中で、血清アルブミン値、プロトロンビン活性値（測定したプロトロンビン時間から算出される数値）、血清ビリルビン値、腹水の有無、肝性脳症の有無の五つを取り上げて、これを数値化します。各項目持ち点は1点から3点までの三段階で、これを足し合わせたものがチャイルド‐ピュー スコア、そのスコアをもとに、三段階のクラスにわけたものがチャイルド‐ピュー分類です。スコアは数字が多いほうが重症、クラスはCのほうが進行しています。一般にAクラスに留まる患者さんを代償

項目＼ポイント	1点	2点	3点
肝性脳症	なし	軽度（Ⅰ・Ⅱ）	昏睡（Ⅲ以上）
腹水	なし	軽度	中程度以上
血清ビリルビン値（mg/dL）	< 2.0	2.0 〜 3.0	> 3.0
血清アルブミン値（g/dL）	> 3.5	2.8 〜 3.5	< 2.8
プロトロンビン活性値（%）	> 70	40 〜 70	< 40

↑各5項目の点数を足し合わせる

5〜6点 → 軽症（A クラス）	代償性肝硬変
7〜9点 → 中等症（B クラス）	非代償性肝硬変
10〜15点 → 重症（C クラス）	非代償性肝硬変

図42　肝硬変の重症度分類（チャイルド - ピュー分類）

性肝硬変、BあるいはCの患者さんを非代償性肝硬変とします。極めて複雑な肝硬変という病気を、簡単な血液検査と医師による診察で分類できるので、とても便利です。

チャイルド‐ピュー分類は、まず肝硬変の患者さんの予後予測に役立ちます。チャイルド‐ピュー分類でAクラスの患者さんの二年生存率は九〇パーセント前後と良好ですが、Bクラスの場合は七〇パーセントに低下し、Cクラスでは四〇パーセントになります。代償性肝硬変にくらべて、非代償性肝硬変の予後が厳しいものであることを理解していただけると思います。

肝がんのところで説明しましたが、肝がんの治療は、残存肝予備能が十分あるかどうかをまず検討してから、肝がんの進行度に従って治療法が選択されます。肝がんの治療を行う場合にはチャイルド-ピュー分類がAクラスであることが望ましく、Bクラスの場合は治療選択肢がかなり制限されます。チャイルド-ピュー分類がCクラスの肝がんの場合は、通常の治療は適応外であり、肝移植か緩和医療のいずれかが選択肢になります。

コラム16

肝硬変という病名

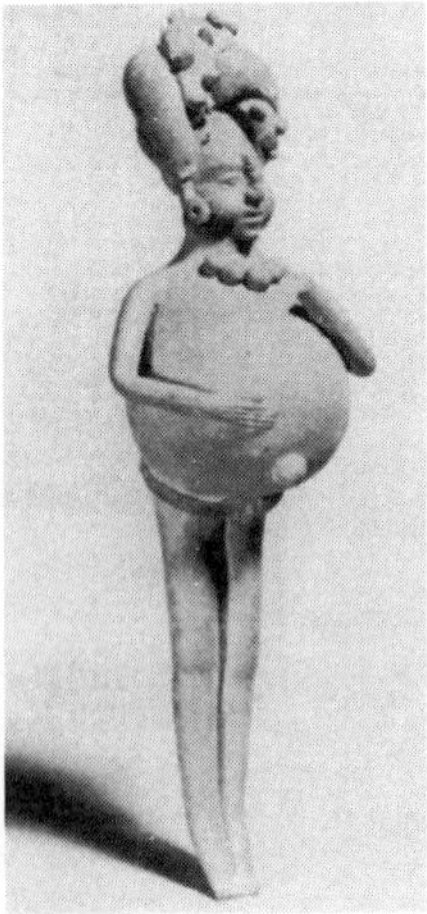

図43　メキシコ、ハイナ島の墓地から出土した土偶

肝硬変という病気の症状は、大昔から知られていました。お腹に水が溜まったせいでおへそが突き出し、手足は細り、「ばち指」（呼吸不全のときに見られる特徴的な指先の変形のことです）が見られるような患者さんの記録が残っているのです（もち

ろん黄疸もあったと思います）。マヤの遺跡からは、肝硬変を彷彿《ほうふつ》とさせる若い男性像が出土しています。私が診断するなら、チャイルド-ピュー分類ではCクラスに分類します。ハイナ島の墓地から出てきたので、この男性は若くして肝硬変で亡くなったのかもしれません。ヒポクラテスもアレタイオスも、腹部に水が溜まった「水腫」の患者のことをたびたび記載しています。

ところで、「肝硬変」というのは、いかにも厳めしい病名だと思います。「肝臓が硬く変わる」と書くのですから、患者さんもびっくりすると思います。「肝線維症」でもよいように思われるかもしれませんが、単なる線維の増加ではなく、「肝臓の正常な構造が改変された状態」という意味を含むので、意外と奥の深い名前なのです。

実は「肝硬変」という病名は、意外な人物がつけています。一八世紀末〜一九世紀初頭に活躍したフランスの多才な臨床医ルネ・ラエンネックです。彼は、円筒形の聴診器を発明したことでつとに有名なのですが、肝臓分野でも重要な病名の命名者なのです。

患者さんに肝硬変という病名を告げるとき、困ることがよくあります。患者さんは、やはり肝硬変という名前にとまどい、「えっ、肝硬変ですか、いつから肝硬変になったのでしょう？」と心配そうに質問されます。でも、私も明確には答えられないのです。肝生検をしないかぎり、どこからどこまでが慢性肝炎で、どこからが肝硬変なのかという明確な線引きは難しいのです。

患者さんに伝えるときは、肝硬変にもいろいろあって、あなたの場合はこういう状態ですから、このようなことに気をつけましょうというような話をするようにしています。「肝硬変」という病名も、もちろん大切ですが、それ以上に今どのような状態にあって、どのように対処すべきかをより細かく考えていくことが大切です。

肝硬変の治療

肝硬変の治療は、原因治療、栄養療法、合併症対策の三つが重要です。

原因治療とは肝疾患を引き起こしている原因に対処するもので、ウイルス性肝炎についてはすでに述べたように、C型肝炎の場合はDAAによるウイルスの排除、B型肝炎の場合は核酸アナログによるウイルス増殖の確実な抑制が主な治療法となります。原因がアルコールの場合は禁酒です。原因を取り除くことにより、疾患の進行が止まるだけではなく、ある程度肝疾患がよくなる可能性もあります。禁酒も含めて、しっかりと原因に対する対策をしなければなりません。

二つ目は栄養治療です。肝硬変では、肝臓のいろいろな代謝能力が低下します。たとえば、食後の血糖の取り込みが弱まり、食後の血糖が上昇します。これを「肝性糖尿病」ということもあります。また、肝臓でグリコーゲンをじゅうぶん蓄えられないので、食間になると早々に糖新生をしなければならなくなります。筋肉をすり減らして（アミノ酸を材料にして）グルコースをつくるのです。これは飢餓時の代謝応答ですから、肝硬変の患者さんは、健康な人にくらべると、常に飢餓状態にあるということになります。したがって、肝硬変の患者さんで食事を抜くなどということは、健康な人よりも避けなければなりません。むしろ、肝硬変の患者さんには間食を摂ることが推奨されます。とりわけ、就寝中はもっとも飢餓期間が長くなりますから、遅い時間の軽食の摂取が推奨されます。また、肝硬変では、分岐鎖アミノ酸が消費され、芳香族アミノ酸が蓄積します。分岐鎖アミノ酸製剤でこれを補正します。

三つ目が、合併症に対する治療です。非代償性肝硬変に対する治療は対症療法が主体になります。浮腫や腹水に対する治療、肝性脳症の治療、静脈瘤の治療です。

浮腫・腹水に対しては、まずは利尿剤が使用されます。利尿剤というのは、基本的には電解質を排出することにより、水をいっしょに腎臓から排泄させるものですが、他にも水の排泄を調節するホルモン（バゾプレッシン）に働きかけて水の排泄を促すタイプの薬剤もあります。

血液中には、血管内の膠質浸透圧を保持して、組織からの水をくみ上げる作用をするアルブミンというタンパク質があります。肝硬変では、しばしば低アルブミン血症がみられますが、このようなときは、適宜アルブミンの補充をします。難治性の腹水に対しては、腹水をチューブで排液します。肝硬変患者の腹水は漏出性腹水と呼ばれ、アルブミン濃度はそんなに高くありませんが、大量の腹水を排泄させるとアルブミンの喪失が起こります。腹腔内には、ふたたび水が溜まってきますから、患者さんは血管内脱水の状態になりがちです。極端な場合は虚脱性のショック状態になります。このような事態を避けるために、腹水排液時には、十分な量のアルブミン補給が大切です。

肝性脳症に対しては、非吸収性の合成二糖類や腸管非吸収性の抗菌薬の投与が行われます。これらは腸管での細菌によるアンモニアの産生を抑制します。また、肝硬変に特有のアミノ酸バランスの変調を是正するために、分岐鎖アミノ酸の投与も行われます。先にも述べたように、肝硬変では、分岐鎖アミノ酸が減少し、芳香族アミノ酸が増加します。前者は、筋肉でのアンモニアの処理に有効なのですが、肝硬変ではこれが枯渇してくるのです。また、後者の芳香族アミノ酸は、脳機能を抑制する方向に働くと考えられ、過剰な増加は脳神経症状を引き起こすといわれています。

肝硬変のその他の合併症

・特発性細菌性腹膜炎（ＳＢＰ）

肝硬変や門脈圧亢進症にともなう腹水貯留時には、感染源不明の腹水の感染症を起こすことがあります。肝硬変では、もともと免疫力が低下していますが、そこに門脈圧亢進症が加わって腸管がむくんだ状態（浮腫状）になると、腸管内の細菌が腹水に感染しやすくなるのです。これを特発性細菌性腹膜炎（ＳＢＰ）といいます。発熱、倦怠感、腹水貯留の増悪、肝不全の悪化などが見られます。腹痛をともなうこともありますが、症候がなく、気づかない場合もあります。

腹水検査をすると、白血球数が増加しているので診断できます。また、腹水中から細菌を検出できる場合もあります。抗生剤で治療しますが、治療が遅れると、敗血症、ショック、腎不全などを起こし、死に至ることもあります。

・門脈血栓症

門脈血栓症は門脈に血栓が形成され、門脈血流が損なわれる病態です。血栓よりも上流の圧力が上がりますから、腸管浮腫や脾腫、側副血行路の形成が生じます。急激に血栓形成が起こる場合と、徐々に形成される場合で臨床症状が大きく異なります。前者は腹痛やイレウス（腸閉塞）、血性下痢、ショックなど重症の経過をたどることがあります。後者では、症状はより軽度ですが、肝外門脈閉塞にともなう側副血行路が形成されます（門脈海綿状血管腫、胆管の圧排、食道静脈瘤の破裂）。肝硬変、腹腔内の悪性腫瘍、全身の血栓形成傾向、骨髄増殖性疾患などが原因になります。

肝硬変は門脈血栓症を合併しやすく、門脈血栓を有する肝硬変は、消化管出血、腹水、肝性脳症をきたしやすくなります。食道静脈瘤に対する治療が原因で血栓が形成されることもあります。肝臓に流入する血流量の減少により、肝不全をきたすこともあります。門脈血栓を早期に診断し、抗血栓治療を行えば、血栓を消失させることができます。

・食道静脈瘤

肝硬変だけが原因ではありませんが、「食道静脈瘤」は門脈圧亢進症にともなう肝硬変の重要な合併症です。食道静脈瘤に対する治療は、出血に対する緊急止血治療と、静脈瘤出血のリスクに対する待機的な予防治療があります。

食道静脈瘤は、第6章で紹介したように、門脈血流が大循環系に戻るために形成される「迂回路」（シャント血管）にできます。食道粘膜の下に形成されるので、シャント血管が破れると大出血をきたして、死亡することもあるのです。

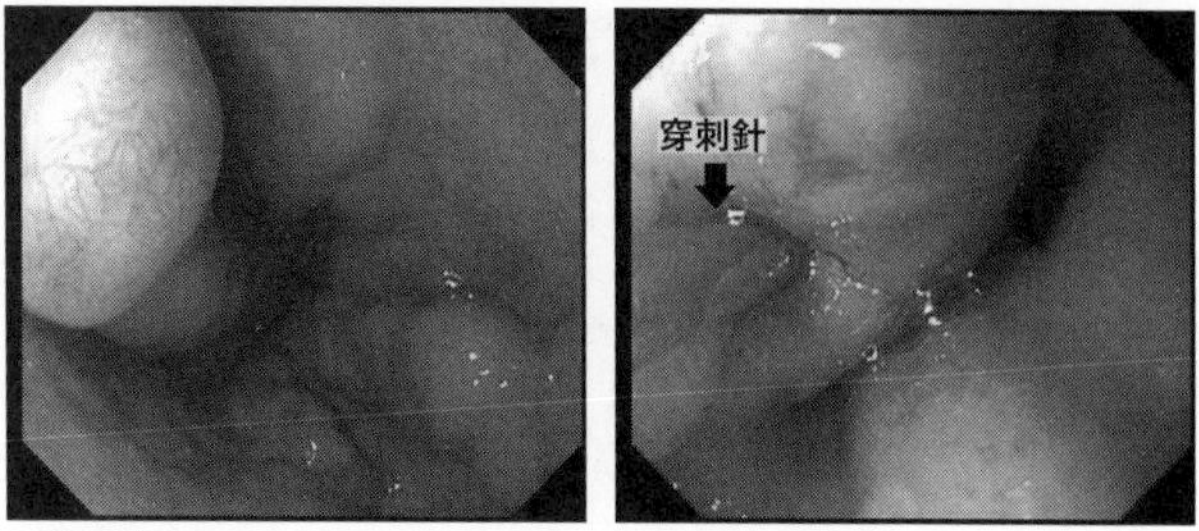

食道静脈瘤

同部に対して内視鏡を用いて、針で穿刺しているところ

図44　食道静脈瘤に対する内視鏡的硬化療法

静脈瘤に対する治療の主役は、内視鏡を用いた治療です。内視鏡的硬化療法と内視鏡的静脈瘤結紮《けっさつ》術があります。前者は、内視鏡で食道を観察しながら、静脈瘤や周囲の粘膜を針で刺して、界面活性剤を注入し、静脈瘤の血栓化や粘膜の瘢痕化を起こすことにより静脈瘤を消退させる治療法です。後者は、静脈瘤にバンドのようなものを掛けて血流を止め、やはり血栓化を起こさせるものです。緊急止血時には結紮術、待機的には硬化療法が選択されることが多いです。

もう一つ、「胃静脈瘤」という合併症もあります。胃静脈の異常に対しても、食道静脈瘤と連続性がある場合は、同様の内視鏡治療が行われます。食道とは独立した胃静脈瘤（孤立性胃静脈瘤）に対しては、バルーン閉塞下逆行性経静脈的塞栓術（ＢＲＴＯ）と呼ばれる処置を行います。これは、大腿静脈あるいは内頸静脈からカテーテルを挿入して、胃静脈瘤の血液の出

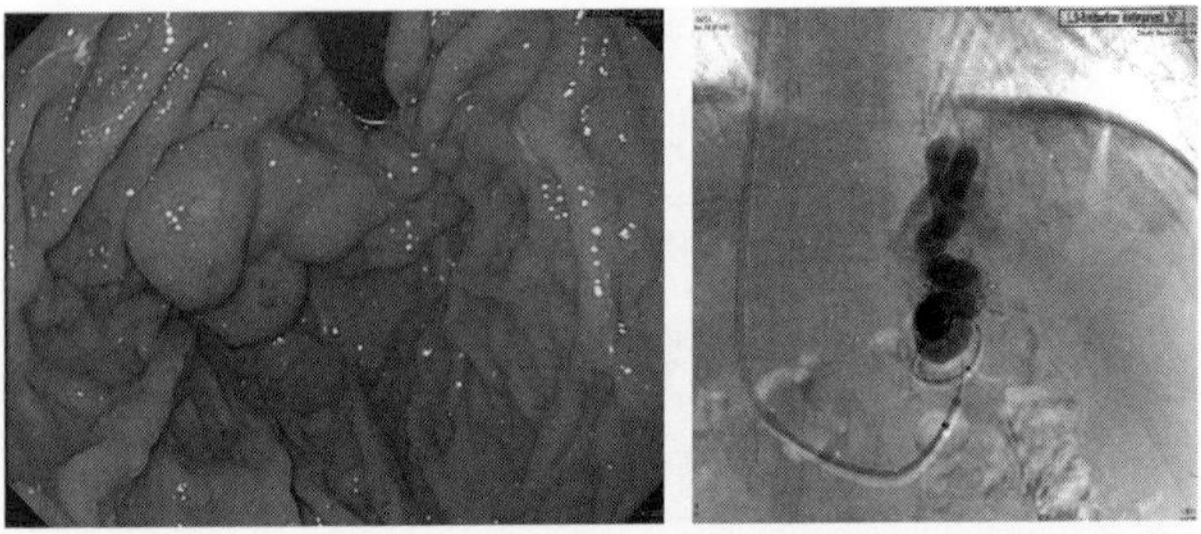

胃上部の静脈瘤

同部に対してカテーテルを用いて、静脈瘤を塞栓しているところ

図45　胃静脈瘤に対するBRTO

入り口になるシャントにその先端を当て、風船を膨らませることにより血流を遮断し、造影剤や薬剤を胃静脈瘤に注入する方法です。こちらも界面活性作用のある薬剤を用いて、静脈瘤の血栓化を起こさせます。

内視鏡を用いた治療でも、ＢＲＴＯでも同じなのですが、門脈圧亢進症にともなうシャントの血流を遮断することから、標的である静脈瘤が縮小する代わりに、門脈の流れにも影響を与えてしまいます。門脈の状態次第で、出血が問題にならない部位に新たな「迂回路」が形成されることもありますし、場合によっては静脈瘤が再発することもあります。また、シャントを塞いだことによって腹水が悪化する可能性や、逆に、肝臓への血流が改善して肝機能が改善する可能性もあります。単なる静脈瘤の治療だけにとどまらず、全身への影響に注意しながら治療を行う必要があるのです。

第8章 肝臓の病気をもっと知る

代表的な肝臓病

この章では、現代の肝臓病について、これまで紹介したウイルス肝炎や肝硬変、肝がん以外の代表的なものを紹介していきます。

最初に、肝臓病の鳥瞰図《ちょうかんず》を示しておきたいと思います（図46）。図を見るとわかるように、肝臓の病気にはいろいろな名前がついています。ここまで、急性肝炎や慢性肝炎、肝硬変、肝がんなどを取り上げてきました。これらは、基本的には「肝炎」という大きい枠に属する病気が時間経過とともに病態を変化させ、名前が変わったものと考えてよいです。病名は、そのときの肝臓の障害の程度によっても変化します。急性期の肝炎が重症化したものが劇症肝炎であり、肝硬変が肝不全や門脈圧亢進症の症候をともなうようになると、非代償性肝硬変と呼ばれます。もちろん、がんを発症すれば、肝がんと診断されます。

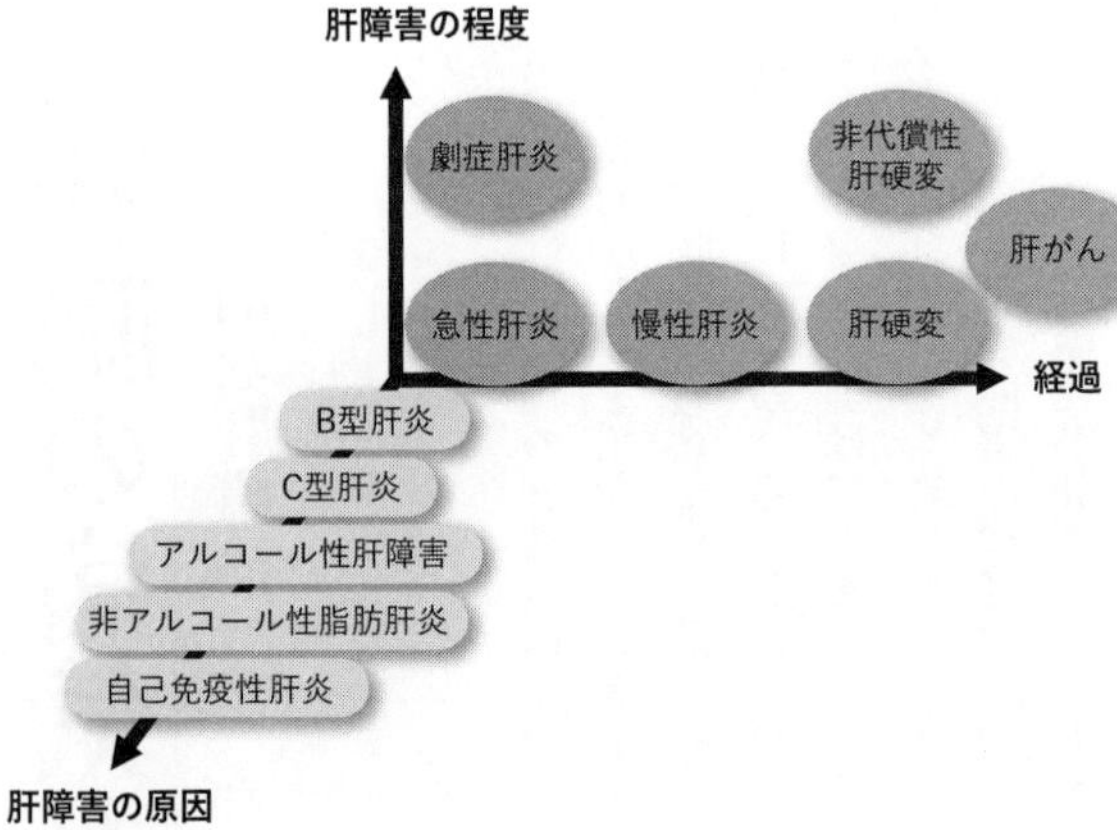

図 46 肝臓病の概念図

今挙げたような疾患は、肝臓がそもそもどうして悪くなったのかという、「原因」については問いません。肝臓に起こった「結果」に重きを置いた病名といってよいでしょう。

一方、B型肝炎やC型肝炎、あるいはアルコール性肝障害などは、「原因」に重点を置いた病名です。これらの病名は、ときに組み合わされて用いられます。たとえばB型肝炎ウイルスの感染により肝臓にダメージが生じている場合、その状態によってB型急性肝炎やB型慢性肝炎、B型肝硬変などと呼ばれます。

一般に医学が十分に発達していない段階では、症候そのものが病名になることが多く、その後、疾病の経過や予後が明らかになると、時間的な経過に視点を置いた病名がつけられます。さらに医学が進むと、病因ごとに細分化されていきます。

非アルコール性脂肪性肝疾患（NAFLD）

ここからは、肝臓病を一つずつ紹介していきたいと思います。まずは、本来脂肪の蓄積する臓器ではない肝臓に脂肪が蓄積する病気――脂肪肝です。

その存在を初めて指摘したのは、英国の内科医トーマス・アジソンです（一八三六年）。副腎機能低下症であるアジソン病にその名を残した人物としても有名です。一八三八年には、オーストリアの病理学者ロキタンスキーが、肝硬変の原因となったと考えられる脂肪肝の剖検例を報告しています。このころから、肥満者や糖尿病の患者に脂肪肝が認められること、そしてそれは、第4章でお話しした飲酒者に見られる肝臓への中性脂肪の蓄積と似ていることが理解されるようになりました。

飲酒者と同じく、肥満者と糖尿病の患者に脂肪肝が見られることは衆目の一致するところになりましたが、このような脂肪肝は、適切に治療し、減量すれば治るのではないかと考えられていました。アルコール性の脂肪肝は、飲酒の継続が原因となって炎症、線維化やがんの進展につながるので、ちょっとやそっとでは治らないけれども、非アルコール性の脂肪肝の場合は、肥満者が減量すれば痩せるように、元に戻るのではないかと考えられていたのです。

しかし一九八〇年に、米国の病理学者ユーゲン・ルドウィグが、そうではないということを発見します。彼は勤務していたメイヨークリニックで、肝生検の組織標本を、最初は病歴を見ずにプレパラートだけで診断していました。そのあとで、病歴を参考にして、正式な診断名をつけるのです。そうすると、非飲酒者の脂肪肝の組織標本の中に、飲酒者の肝組織と区別がつかないものがあることに気づきました。それらの多くは女性、あるいは糖尿病の患者でした。これらの肝組織には、肝細胞の脂肪化とともに、特徴的な細胞死、炎症細胞の浸潤、そして線維化が観察されたのです。彼は、このような疾患に非アルコール性脂肪肝炎（NASH）という名前を与えました。その後、このような肝生検の組織像を呈する患者は、明らかに肝疾患が進行性で、肝硬変や肝がんを発症するということが理解されるようになりました。逆に、このような肝炎の所見を欠く脂肪肝を非アルコール性脂肪肝（NAFL）と呼んでいます。両者をあわせて、非アルコール性脂肪性肝疾患（NAFLD）といいます。

一般に、NAFLDの約一〇パーセントがNASHであるといわれています。

コラム17

皮下脂肪、内臓脂肪、そして第三の脂肪

肥満に二つのタイプがあることは、みなさんよくご存じだと思います。「皮下脂肪型の肥満」と「内臓脂肪型の肥満」ですね。たとえとして、前者を洋ナシ型肥満、後者をリンゴ型肥満ともいいます。ルノワールの絵画の婦人像のような健康的な太り方が前者で、後者は高血圧や糖尿病、そして脳血管障害などのリスクが高い太り方とされています。

実は、皮下脂肪と内臓脂肪以外にも、通常では脂肪が貯まらない臓器に脂肪が蓄積することがあります。これは通称「第三の脂肪」と呼ばれ、そのような太り方を「異所性肥満」などと分類しています。

肝臓は第三の脂肪が沈着する代表的な臓器です。異所性肥満も内臓脂肪型肥満と同じで、高血圧や糖尿病などの「メタボリックシンドローム」を併発しやすいことが知られています。したがって、非アルコール性脂肪肝炎（ＮＡＳＨ）でなくても、脂肪肝を放置することは、心血管系のよからぬイベント（心筋梗塞や脳梗塞など）の発生につなが

りますから、気楽に考えてはいけません。その中でも、特にNASHは、肝臓のイベント（肝硬変や肝がん）のリスクを高めますので、注意が必要なのです。

NAFLDは、非飲酒者に見られる脂肪肝を基盤にした肝疾患の総称です。「非飲酒者」というのは飲酒歴のない人とほとんど飲酒しない人を指します。NAFLDのもっとも多い原因は、栄養の摂り過ぎです。肥満がしばしば合併症状になりますし、糖尿病患者の脂肪肝もこれに属します。肝臓は、元来脂肪を蓄積する臓器ではありませんが、栄養が過剰になることによって脂肪組織以外での脂肪の蓄積が行われるようになり、その場所が肝細胞ということです。

NAFLDの診断は、血清ALT値の異常と超音波検査における脂肪肝の観察がきっかけになります。超音波検査では、肝臓のエコー輝度が上昇し、一見きらきらした肝臓に見えます。健康診断で指摘される異常の中でも、多いものの一つです。なお、NAFLとNASHを最終的に鑑別するためには、肝生検を行います。超音波やMRIを用いて肝臓の線維化の程度を評価することも診断に役立ちます。

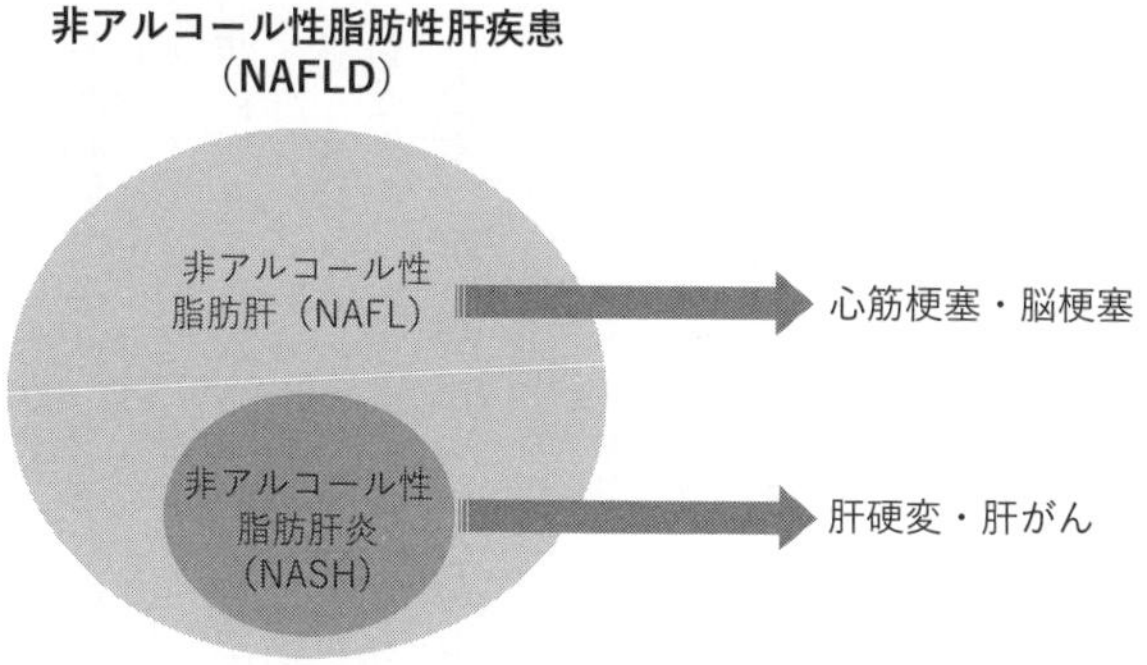

図 47　飲酒によらない脂肪肝の概念とアウトカム

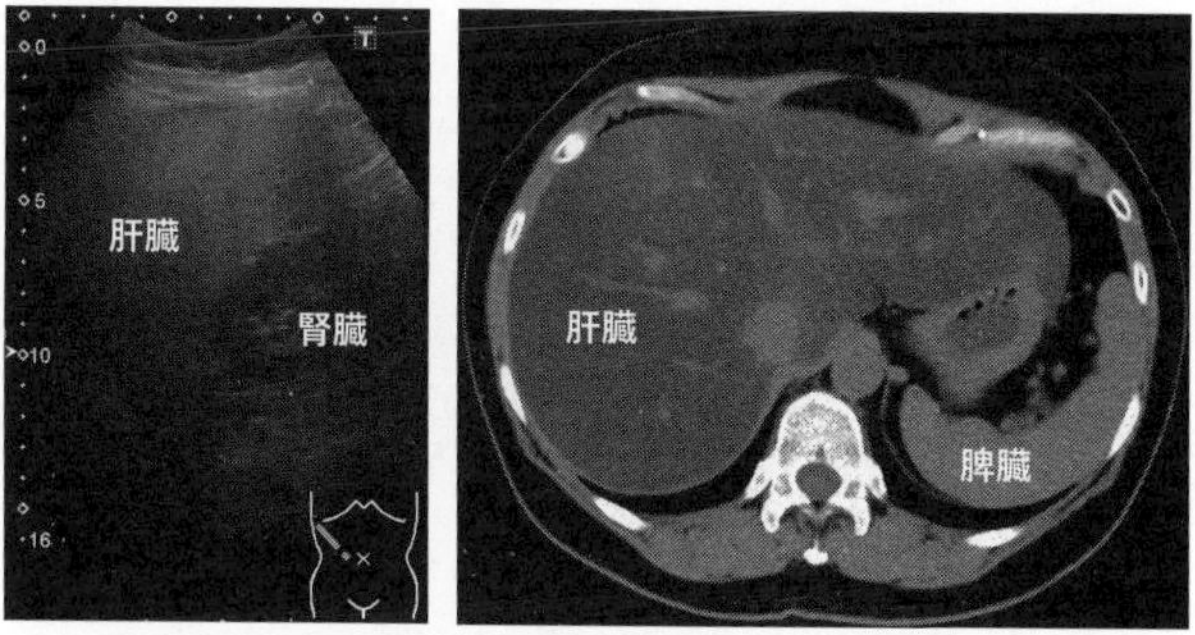

図 48　脂肪肝の画像所見

超音波検査では肝臓が腎臓よりも白くなること、CT では肝臓が脾臓よりも薄くなることで、肝臓に脂肪が沈着していることがわかる

NAFLDの治療は、まずは減量です。NASHの病態の改善には、七パーセント以上の減量が必要であり、できれば一〇パーセントの減量を目標にすべきであるとされています。運動も大切ですが、摂取カロリーを減らさないと話は始まりません。糖質は、肝臓で簡単に脂肪に転換されるので、「私は脂肪を摂っていない」と自負する人でも、脂肪肝にならないわけではないことは先述したとおりです。

ちなみに、大相撲の関取たちのように、筋肉隆々の人は脂肪肝になりにくいことがわかっています。筋肉が肝臓とともに糖を取り込むためです。筋肉のない人は、そのぶん肝臓が働かないといけないのでたいへんです。筋肉をつけることの重要性がご理解いただけると思います。また、筋肉運動をすると、グルコースは、無酸素では乳酸まで、有酸素では二酸化炭素と水にまで分解されます。運動するとグルコースがそのぶん消費されるので、肝臓は助かるわけです。しかし、あくまで間接的な要因ですから、まず第一に食養生をしてください。運動しているからモリモリ食べてもいいというロジックは、残念ながら成り立ちません。

どうしても痩せられない、高度肥満の患者さんには、肥満手術といって、胃を小さくしたり、腸から栄養が吸収されにくくなるような腸管バイパス手術をすることがあります。肥満手術をすると病態が劇的に改善するので、やはり栄養の摂り過ぎがNAFLD発症に大きく関与していることがわかります。

ＮＡＳＨには高血圧や高脂血病、糖尿病が合併することが多いです。この場合は、まずそれらに対する治療をしっかり行います。ＮＡＳＨに対する直接的な薬物治療はまだ確立していませんが、ＮＡＳＨの病態――肝臓の代謝、炎症、線維化――をターゲットにした薬剤開発が精力的に進められています。

コラム18

ＰＮＰＬＡ３遺伝子多型

先ほど、脂肪肝は過食による肥満が大きな原因であると説明しました。肥満によりメタボリックシンドロームが起きた結果、肝臓では脂肪肝が生じるというわけです。過食というのは基本的に生活に根差した外因ということになるのですが、実は遺伝的素因、すなわち内因も、脂肪肝、そして脂肪肝炎の発生に重要な意味をもっていることがわかっています。

二〇〇八年に、ゲノムワイド関連解析（ＧＷＡＳ）という手法を用いて、脂肪肝や脂肪肝炎の発症にかかわる遺伝子として、ＰＮＰＬＡ３が発見されました。ＰＮＰＬＡ３

というのは中性脂肪を加水分解する酵素なのですが、この酵素の一四八番目のアミノ酸がイソロイシンからメチオニンに置き換わっていると、脂肪肝や脂肪肝炎を発症するリスクが高いというのです。これはＰＮＰＬＡ３の遺伝子における一つの塩基の違いによるものです。一般に、頻度の低い塩基の違いは「変異」と呼ばれますが、頻度の高い塩基の違いは「多型」と呼ばれます。ＰＮＰＬＡ３のこの塩基の違いは後者に当たるもので、一塩基多型（ＳＮＰ、スニップと発音します）と呼ばれるものです。第４章で紹介した、ＡＬＤＨ２遺伝子の多型と同じようなものです。ＰＮＰＬＡ３の一四八番目のアミノ酸をコードする部位の塩基がシトシン（Ｃ）の場合はイソロイシン、これがグアニン（Ｇ）の場合はメチオニンになります。欧米人は遺伝子型がＣＣの人が半分以上でメジャーなのですが、日本人はＣＣの頻度が低く四分の一くらいであることが知られています。これは、逆にいうと、日本人は脂肪肝になりやすい遺伝子を高頻度にもっていることを意味しています。

ＰＮＰＬＡ３の遺伝子多型は、脂肪肝や脂肪肝炎の発症リスクを肥満やメタボリックシンドロームなどとは無関係に上昇させます。欧米にくらべて極度の肥満の人が少ないにもかかわらず、日本でもＮＡＦＬＤやＮＡＳＨが大きな問題になっていますが、これは遺伝子のせいかもしれません。また、東洋人では、痩せているのにＮＡＦＬＤを罹患している人が多いことが知られています（lean NAFLD と呼ばれています）。日本人でも、体重（キログラム）を身長（メートル）で二回割ったBMI（体格指数）の数値が二五未満（「肥満」ではないということです）にもかかわらず、超音波検査で脂肪肝が指摘される人が一五パーセントほど存在します。日本人が脂肪肝になりやすいことはデータ的に明らかですので、やはり注意しなければなりません。

アルコール性肝障害

アルコール性肝障害についても、もう一度まとめておきましょう。これは、長期（通常は五年以上）にわたる過剰な飲酒が主な原因と考えられる疾患です。過剰な飲酒とは、一日に純エタノール換算で六〇グラム以上の飲酒に相当します。ただし、第4章でも触れたALDH2の非活性型の人や女性では、四〇グラム程度でも、アルコール性肝障害を発症することがあります。一般的に、アルコールに対する耐性が低いと考えられるためです。また肥満者も同様で、より少ない飲酒量でもアルコール性肝障害を発症します。

アルコール性肝障害を診断する上では、飲酒量の聞き取りとともに、禁酒によって血液の肝機能検査の成績が改善するかどうかということや、ウイルス肝炎や自己免疫性肝炎などの

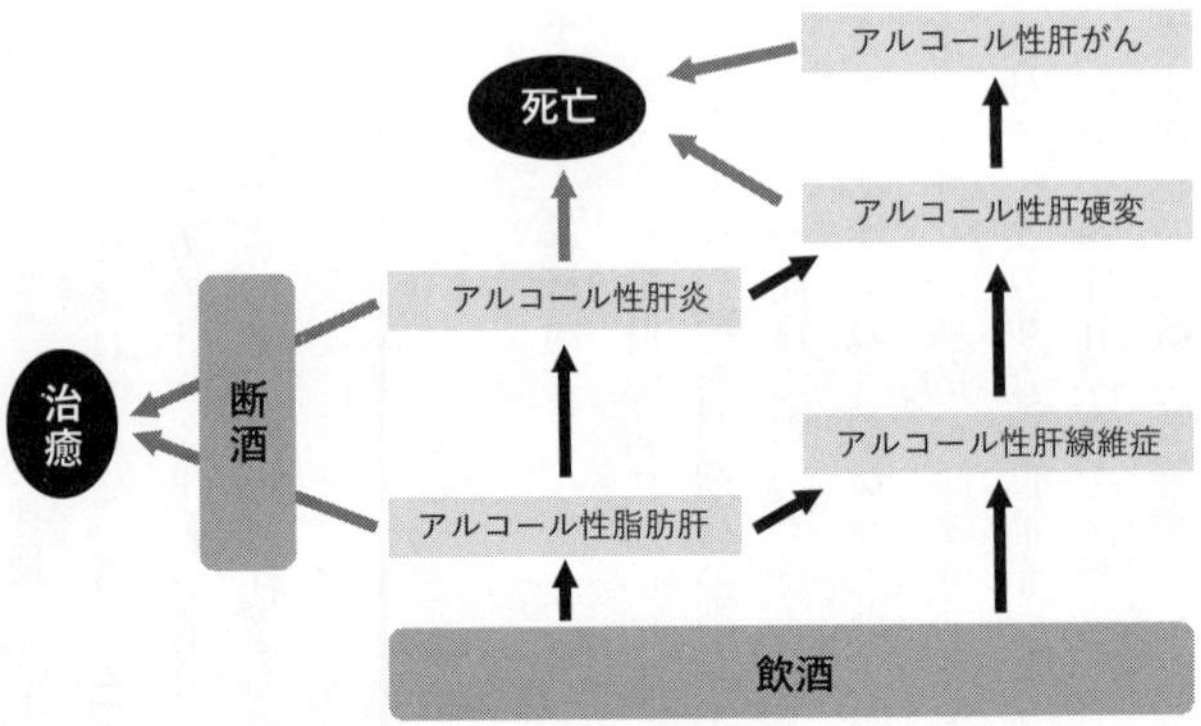

図 49　アルコール性肝障害の経過

他の肝疾患がないかどうかを確認することが大事になってきます。

一口にアルコール性肝障害といっても、その中には多様な病態が存在します。アルコール性脂肪肝、アルコール性肝線維症、アルコール性肝炎、アルコール性肝硬変、そしてアルコール性肝がんです。

アルコール性脂肪肝は、先述したように、飲酒により脂肪肝になった状態です。NASHという疾患を紹介しましたが、アルコール性脂肪肝ではASH（アッシュと発音し、意味はアルコール性脂肪肝炎のことです）というよく似た病態が併存していることも多いです。

飲酒者の肝臓は、驚くほど膨れ上がることがあります。おへその下あたりまで肝臓が出っ張ってくることもあるのです。これなどは典型的なアルコール性肝線維症の所見です。

アルコール性肝炎は、「沈黙の臓器」にしては珍しく、かなり激しい症状を引き起こします。長期の飲酒によって肝臓がそれなりにダメージを受けている状態で、そこにさらに過剰な飲酒をするため急激に発症しますし、アルコールの代謝物による肝障害や、腸管から入ってきた細菌由来の免疫刺激物質が肝臓に流入することにより、急激な肝細胞死と激しい炎症が起こります。多臓器不全に至り、死亡することもある重篤な疾患です。

アルコール性肝硬変やアルコール性肝がんについては、もちろん飲酒にもとづく肝疾患の終末像です。アルコールの多飲にもとづく肝臓の病気は、近年増加傾向にあります。原因がB型肝炎やC型肝炎以外の肝がん、あるいは肝硬変は、約三分の一がアルコールによるものです。これらの病態の進行のイメージを図に示していますので、ご確認ください（図49）。

アルコール性肝障害の治療法は、とにかく「断酒」です。特にアルコール性肝炎は、副腎皮質ステロイドの投与が有効な場合もありますが、何よりも即座の断酒が必要です。また、アルコール性肝障害の患者さんは、諸々の栄養障害を合併していることも多く、特にビタミンB_1の不足が深刻です。ビタミンB_1不足は激しい脳障害を起こすことがあるので、これを補正しなくてはなりません。

唯一の治療法の「断酒」についてですが、実はこれがたいへん難しいという問題があります。毎日お酒を飲んでいる人というのは、多かれ少なかれ「アルコール依存症」になっているケースが多く、このような場合は、精神科の医者による心理社会的治療が必要になります。また、断酒は、担当医の指示だけではなかなか達成が難しいという側面もあります。

近年、ハームリダクションという概念がでてきて、ヨーロッパを中心に支持されています。これは、断酒ができないのならば、せめて「減酒」をして、飲酒によるさまざまな障害を軽減しようという考え方です。ハームリダクションを目標にした薬剤もでてきています。一方で、断酒をしなければいけない人が減酒をゴールにすることはリスクが大きいです。アルコール性肝炎はいうに及ばず、アルコール性肝硬変や肝がんの患者など、進行性の肝疾患の患者のみなさんは、とにかく断酒を目標にしてください。同じ悩みを抱える患者さんたちとの横のつながりが効果的で、「断酒会」での相互支援が役立つ場合もありますので、各種団体やかかりつけ医に相談してみていただければと思います。

自己免疫性肝疾患

ウイルス肝炎は肝炎ウイルス、非アルコール性脂肪性肝疾患は過食、アルコール性肝障害は多飲という具合に、外来性の原因や誘因が明らかですが、このような疾患と違い、原因がはっきりしない肝臓病もあります。その代表が「自己免疫性肝疾患」です。

からだは、病原体の侵入に対して、これを攻撃する免疫機能をもっています。実は、免疫現象というのは、細菌やウイルスなどの病原体だけでなく、自分のものではない細胞に対しても、異物と判断して攻撃します。たとえば、移植医療の際に免疫抑制剤を使いますが、これは、自分のものではない細胞や臓器を治療目的に植えつけるのですから、その拒絶を抑制するために使用するということになります。実は、がん細胞も、もともとは自分の細胞ですが、がん化した時点で異物になっています。ただし、自分の細胞由来ですから、移植の際に植える細胞よりは非自己性が低く、それに対して生じる免疫応答は弱いものになります。第6章で出てきた免疫チェックポイント阻害薬は、この免疫応答を活性化してがんの治療をしているのです。

このように考えると、免疫というのは「自己と非自己を認識するシステム」であるということもできるでしょう。自己免疫現象というのは、本来反応すべきではない自分自身の細胞に対して、これを排除しようとする現象です。肝臓では、大きく分けると三つのタイプの自己免疫現象が起こります。一つは、肝細胞に対する自己免疫応答、もう一つは肝臓内の細い胆管を裏打ちする胆管細胞に対する自己免疫応答、そして、肝臓外も含めた太い胆管系の胆管細胞に対する自己免疫応答です。そのようにして起こる疾患を、それぞれ「自己免疫性肝炎」「原発性胆汁性胆管炎」「原発性硬化性胆管炎」と呼んでいます。

・自己免疫性肝炎

自己免疫性肝炎は、自己の肝細胞に対する過剰な免疫反応が生じることによって起こります。男女比は一対四で、女性に多い疾患といえます。自己免疫性肝炎に特徴的な症候はなく、一般の肝炎と同じような症状です。急に発症した場合、急性肝炎として捉えられることもありますし、あるいは慢性肝炎として認識されることもあります。無症候性のものから劇症肝炎に至るものまで、程度はさまざまです。また、長期に持続することにより肝硬変・肝がんが生じることもあります。

診断は、ウイルス肝炎などの他の原因による肝障害を否定した上で、肝生検により下されます。治療としては、免疫を抑制するステロイドが第一の選択肢になります。アザチオプリンという免疫抑制薬も、最近使用が認められました。ステロイドの使用はできるだけ少量で済ませたいのですが、減量することにより再発をきたすこともあるので、注意が必要です。

・原発性胆汁性胆管炎

原発性胆汁性胆管炎は、細い胆管を裏打ちする胆管細胞に対する過剰な免疫反応によって引き起こされます。男女比は先ほどと同じく一対四です。ミトコンドリアに対する自己抗体が陽性になることが特徴です。診断は、肝生検像の特徴から行います。症状のない患者さんも多いのですが、無症候性のうち二五パーセント程度が、一〇年の経過で皮膚掻痒《そうよう》、黄疸、食道静脈瘤、腹水、肝性脳症などの症候を呈するようになります。肝細胞がんを合併することもあります。

治療はウルソデオキシコール酸の投与が第一です。ウルソデオキシコール酸は有効であることが多いですが、この薬が効かない患者さんも二〇パーセントほどいます。このような場合は、高脂血症の治療薬が奏功することがあります。

・原発性硬化性胆管炎

原発性硬化性胆管炎は、太い胆管の胆管細胞に対する過剰な免疫応答で発症します。自己免疫性肝炎も原発性胆汁性胆管炎も、日本の患者数はそれぞれ三万人前後で、比較的多い疾患です。一方、原発性硬化性胆管炎は二〇〇〇人～三〇〇〇人であり、あまり患者数は多くありません。やや男性に多い疾患で、若年発症の場合と高齢発症の場合があります。同じく自己免疫性の腸疾患である潰瘍性大腸炎を合併することがあります。診断は、胆道の造影をして、特徴的な胆道の詰まり（狭窄《きょうさく》）を認めることによってなされます。その他の胆道狭窄をきたす疾患、胆道がんやIgG4関連硬化性胆管炎、良性胆道狭窄などと鑑別する必要があります。

治療としては、胆汁うっ滞の改善を目的に、ウルソデオキシコール酸が投与されます。また、胆管に深刻な狭窄が見られ、胆道感染などを起こす場合は、内視鏡を使って胆管ステントを挿入して治療することがあります。薬物療法や内視鏡的治療がうまくいかない場合は、肝移植も選択肢の一つです。

薬物性肝障害

第3章で紹介したように、肝臓は薬物の代謝を行う主要な臓器です。さまざまな薬物やその代謝産物が肝臓を通過するので、肝臓では薬物による副作用が起こりやすく、解熱消炎鎮痛薬、抗がん剤、抗真菌薬など、多様な薬剤が薬物性肝障害の原因になります。

意外に思われるかもしれませんが、漢方薬や健康食品でも薬物性肝障害が起こることがあるので注意が必要です。副作用は、薬剤が過量になったために出現するタイプ（中毒性）と、量に関係なく副作用がでるタイプ（アレルギー性）があります。前者の典型的なものが、第3章で紹介したアセトアミノフェン肝障害です。後者は、いろいろな薬剤で起こり得ます。

薬物性肝障害は、服用して数時間後に痒みや喘息で始まるなど、反応が急速な場合がありますが、逆に肝障害を起こしていても、目立った症状がなく、気づかずに服用を続けた結果、進行した状態で発見されることもあります。

治療は当然、原因薬剤の服用を速やかに止めることです。服用を中止することによってよくなればいいのですが、重症化して急性肝不全になったり、薬物中止後も肝障害が続く場合もあります。内科的な治療に反応しない場合は、肝移植が必要です。

・ｉｒＡＥ

最近、がんの免疫治療の際に、ｉｒＡＥと呼ばれる病態が出現することが注目されています。ｉｒＡＥというのは、immune-related Adverse Events の頭文字を取ったもので、日本語にすると「免疫関連有害事象」になります。

ｉｒＡＥとは、免疫チェックポイント阻害薬の投与の際に見られる副作用です。免疫チェックポイント阻害薬は、第6章で紹介した肝がんの治療以外でもさまざまな悪性腫瘍で臨床応用され、有効性が得られるようになっている薬です。悪性黒色腫や肺がんの領域でよく使われていますが、消化器病の領域においては、胃がんに対するニボルマブの保険適用を嚆矢《こうし》として、肝がんの分野ではアテゾリズマブが二〇二〇年の秋から使用できるようになりました。

ただ、投与の際にｉｒＡＥが、皮膚、消化器、呼吸器、甲状腺、下垂体などさまざまな臓器に出現することがあります。これらは、薬剤投与によって過剰な自己免疫応答が誘導されるために生じると考えられています。irAEは軽度であれば、慎重な管理の下で免疫チェックポイント阻害薬の投与を継続することができます。しかし、中等度以上のirAEについては、臓器機能および生活能力の著しい低下が生じ、致命的なこともあります。このような場合は、免疫チェックポイント阻害薬を中止し、副腎皮質ステロイドなどの免疫抑制薬の投与に切り替える必要があります。

肝臓にirAEが発生した場合は、自己免疫性肝疾患で紹介した疾患に類似した病態が現れます。免疫チェックポイント阻害薬により、ブレーキ役となっていた免疫チェックポイントによる阻害からリンパ球が解き放たれて、自分の細胞を攻撃するために発生すると考えられています。免疫チェックポイント阻害薬を用いたがんの治療中に、軽度の肝障害が見られることはよくありますが、これが通常の薬物性肝障害なのか、はたまたirAEなのかについては、慎重に判断する必要があります。

ウィルソン病

第5章でも少し触れましたが、ウィルソン病は、肝臓や脳などの全身の臓器に銅が溜まって、障害をきたす病気です。最近の研究で、ウィルソン病の原因は、銅のトランスポーターであるＡＴＰ７Ｂの遺伝子異常であることがわかっています。これは、血液から肝細胞に取り込まれた銅を、毛細胆管に運び出す際に働くタンパク質です。この異常により、胆汁中へ銅が排泄できなくなり、肝臓をはじめとする体内に銅が蓄積します。症状は、肝障害、神経症状、全身の臓器の障害といろいろです。赤血球の破壊が進むことによる貧血（溶血性貧血）をともない、劇症型の肝障害を起こすこともあります。多くは成人前に発症しますが、高齢者の発症もあります。

ＡＴＰ７Ｂの遺伝子変異のパターンは多彩で、実に五〇〇以上のタイプが存在します。発症は三万人に一人で、比較的多い疾患です。常染色体潜性遺伝（劣性遺伝）形式を取り、ＡＴＰ７Ｂの遺伝子変異をもつ人は、八〇人に一人ほど存在するとされています。

ウィルソン病は先天性代謝異常ですが、治療可能な疾患です。治療には、低銅食と銅キレート薬の投与をします。キレート薬とは、特定の金属イオンと結合する配位子で、活性を低下させたり、吸収を阻害したりする薬剤です。また、銅を腸管の上皮細胞にとどまらせてそのまま脱落除去させるような、補助的な薬剤も使用されます。

ヘモクロマトーシス

日本では稀ですが、同様の金属の蓄積性の肝疾患として、ヘモクロマトーシスがあります。

これは、遺伝子異常によって鉄の吸収が増加するために、全身の諸臓器に鉄が蓄積する疾患です。さまざまな臓器障害がでてきますが、古くから知られる臨床の三徴候は肝硬変、糖尿病、皮膚色素沈着です。肝がんを高率に併発します。鉄制限食、瀉血（血を抜くことによりヘモグロビンの中の鉄を除去することです）、鉄キレート治療などを行います。

バッド－キアリ症候群

バッド－キアリ症候群は、一九世紀に英国の医師ジョージ・バッドとオーストリアの病理学者ハンス・キアリが報告した疾患です。膜様狭窄や血栓が形成されることにより、肝静脈や下大静脈が詰まってしまう病気です。遺伝的要因、血栓性凝固障害、血液疾患にともなう血栓形成傾向などが原因になります。急に生じると腹痛、嘔吐、黄疸、腹水などをきたし、死亡することもあります。徐々に生じる場合は、門脈圧亢進症や、下大静脈が塞がることによって下腿浮腫（足のむくみ）が生じますが、急な場合にくらべて良好に推移します。

下大静脈が塞がっているので、肝臓の血流に、肝動脈から入ってきた血液が門脈を通って出ていくという逆転現象が生じます。肝臓内の肝静脈には血液が流れないので、その周囲は線維化を起こしてきます。

フォンタン関連肝疾患（FALD）

心臓に問題があるために、肝硬変になってしまう病気もあります。

心臓の機能が低下し、全身からの血液を心臓の右心房・右心室で受け入れられなくなると、下大静脈の血流が停滞し、肝臓から下大静脈へと血液が出ていきづらくなります。この病態を「肝うっ血」と呼び、そのような肝臓を「うっ血肝」と呼んでいます。肝静脈の周りの線維化が進行し、長い時間をかけて「うっ血性肝硬変」になります。

フォンタン関連肝疾患（ＦＡＬＤ）も、それとよく似た病態です。「フォンタン」というのは、先天性心奇形に対する手術法の一つです。心奇形に対する手術は、幼小児期に行われることが多いですが、昔は手術をしても長く生存することができませんでした。しかし、最近は手術の技術も向上し、成人になっても元気に暮らしている人が増えています。ＦＡＬＤというのは、フォンタン術後の肝疾患という意味です。うっ血肝と同じ原理で、この手術のあとに肝臓からの血液の流出障害が生じ、三〇歳前後になって、心臓は大丈夫なのに肝硬変や肝がんを発症してくることがあるのです。このような心臓手術のあとは、定期的な肝臓の経過観察を欠かさないようにしなくてはなりません。

肝膿瘍

肝臓には細菌が感染することもあります。胆道の中に細菌の感染が起これば、これは胆道感染症です。肝臓の中で細菌感染が起きている状態は、「肝膿瘍」といいます。一センチに満たないものから五センチを超えるものまで、大きさは大小さまざまです。感染経路はいずれも腸管からで、腸管に生息する細菌が原因菌になることがほとんどです。発熱、腹痛などをともなって発症しますが、典型的な症状を欠く場合もあり、その際は診断が遅れがちです。症状が進むと、敗血症からショックになるので要注意です。治療は抗生物質の投与と、大きなものの場合は、膿瘍にチューブを刺して、膿を排出します。

肝膿瘍には、原因が細菌ではなく、アメーバという寄生虫の一種である場合もあります。前者を細菌性肝膿瘍、後者をアメーバ性肝膿瘍と呼んで区別します。アメーバによる肝膿瘍の場合は、抗生物質が無効であり、抗真菌薬を投与しないといけません。アメーバには、インド、アフリカ、メキシコ、中南米など、渡航先で感染することがあります。性的接触で感染する場合もあります。

肝血管腫

肝血管腫は、健診でよく指摘される肝疾患で、肝臓の良性腫瘍です。正確な数はわかりませんが、超音波などの画像診断で数パーセントの頻度で見つかるという報告があります。女性に多く、腫瘍の増大に性ホルモンの影響があると考えられています。

血管腫は血管奇形の一種で、もともと存在するものが、年月の経過とともに成長すると考えられています。したがって、その増大速度は基本的にゆっくりであり、無症状なことが多いですから、通常は経過観察になります。

稀に巨大血管腫では、自然破裂したり、血小板減少や凝固異常を呈することがあり、これをカサバッハ－メリット症候群と呼んでいます。このような場合は肝切除による治療を行います。

超音波検査では、典型的には、大小さまざまなサイズの高エコー像として描出されます。悪性腫瘍やその他の良性腫瘍などとの鑑別が必要な場合は、造影ＣＴ検査を行います。

肝嚢胞

肝臓の中に水が溜まった袋ができることがあり、これを肝嚢胞といいます。基本的には無症候で、肝血管腫と同じように、健診などの超音波検査で偶然発見されます。臨床的に問題にならないことも多く、小さなものは経過観察します。

ただし稀なケースですが、嚢胞内出血や感染を起こすこともあります。また、巨大肝嚢胞や多発性肝嚢胞の場合は、周囲の臓器への圧迫が問題になることがあります。胃を圧迫すると食事がじゅうぶん取れなくなり、胆管を圧迫すると閉塞性黄疸の原因になることがあります。大きな肝嚢胞は腹痛の原因になることもあります。このような症候をともなう場合には、嚢胞にドレーンを刺して排液し、吸引後に薬剤を注入して水がふたたび溜まらないようにする治療が行われることがあります。肝嚢胞内に壁の異常や結節が見られることもあり、このような場合は、嚢胞腺がんという悪性腫瘍との鑑別が必要になります。

終章　肝臓を守るためにできること

最後に、あなたの大切な肝臓を守るためのアドバイスを、手短にまとめておきたいと思います。

肝疾患が見つかる経緯

最初に、肝臓病が見つかる二つの主な経緯について述べておきます。一つ目は健康診断です。肝臓は「沈黙の臓器」ですから、悪くなっても通常は自覚症状がなく、健診結果の異常で偶然発見されることが多いです。よく指摘される異常は「血液検査の異常」と「腹部超音波検査の異常」です。代表的なものが、肝機能検査成績異常と脂肪肝になります。

もう一つの大切な経緯がサーベイランスです。具体的にいうと、肝がんのリスクの高い患者さんに対する、医療としての定期的な腹部超音波検査や腹部CT検査（ただし造影が必須）です。サーベイランスをすれば、肝がんができていても、小さいうちに見つけられる確率が高くなります。早期発見ができれば、いろいろと対策が立てられます。肝がんの発症リスクに関しては、ウイルス肝炎や慢性肝疾患はもちろんですが、最近では糖尿病の患者さんも、一般人口にくらべると肝がんのリスクが高いことが知られています。定期的に受診していただき、適切な経過観察をすることにより、多くの肝がんが早期に発見されます。食道静脈瘤も、出血して一大事になる前に、内視鏡で早めに見つけるに越したことはありません。このように考えると、健診を受けること、そして勧められたサーベイランスをきっちり受けることが、肝臓病の発見に重要であることがご理解いただけると思います。

健診項目の見方

一般的な肝機能検査というのは、血清の生化学検査の中で「肝臓病の指標」になる項目のことを指します。法定の健診項目としては、AST、ALT、γ-GTPが定められています（他によく測定される項目として、ALPもつけ加えておきましょう）。

このうち、ASTとALTは「肝逸脱系酵素」と呼ばれ、肝細胞がダメージを受けたときに上昇する検査項目です。わかりやすくいえば、肝細胞の「死の程度」を反映します。一方、

γ－GTPとALPは「胆道系酵素」と呼ばれており、肝細胞からの胆汁の排泄障害、胆道の通過障害など胆道系の疾患で上昇します。

ご存じのように、γ－GTPは「飲酒量のマーカー」でもあります。飲酒によって生じるγ－GTP高値は、禁酒をすると一か月で数字が半分ほどに低下します。次の一か月は、また半分です。したがって、きっちり禁酒しているかどうかは、γ－GTPの値を見るとすぐわかるのです。

ただし、右で挙げた「肝機能検査」というのは、「肝機能」そのものを見ているわけではありません。本書で説明してきたように、肝機能というのは本来、肝臓がモノをつくったり分解したりする能力だからです。ですから、健診でよく測られる「肝機能検査成績」というのは、肝疾患診断のあくまで「入り口」と考えてください。本当にどの程度肝臓が悪いのかは、専門医に診てもらわないとわからないのです。

その他にも、肝疾患診断の参考になる健診の検査項目として、総ビリルビン、アルブミンなどがあります。また、これも法定項目ではないですが、血小板が測定されることもあります。ビリルビンが高かったら、これは「黄疸」です。アルブミンが低ければ、肝臓の合成能力の低下、血小板が低ければ肝臓の線維化の進行が疑われます。とはいっても、アルブミンが低下する疾患は、ネフローゼ（腎臓からタンパク尿が出る疾患）や栄養障害などたくさんあ

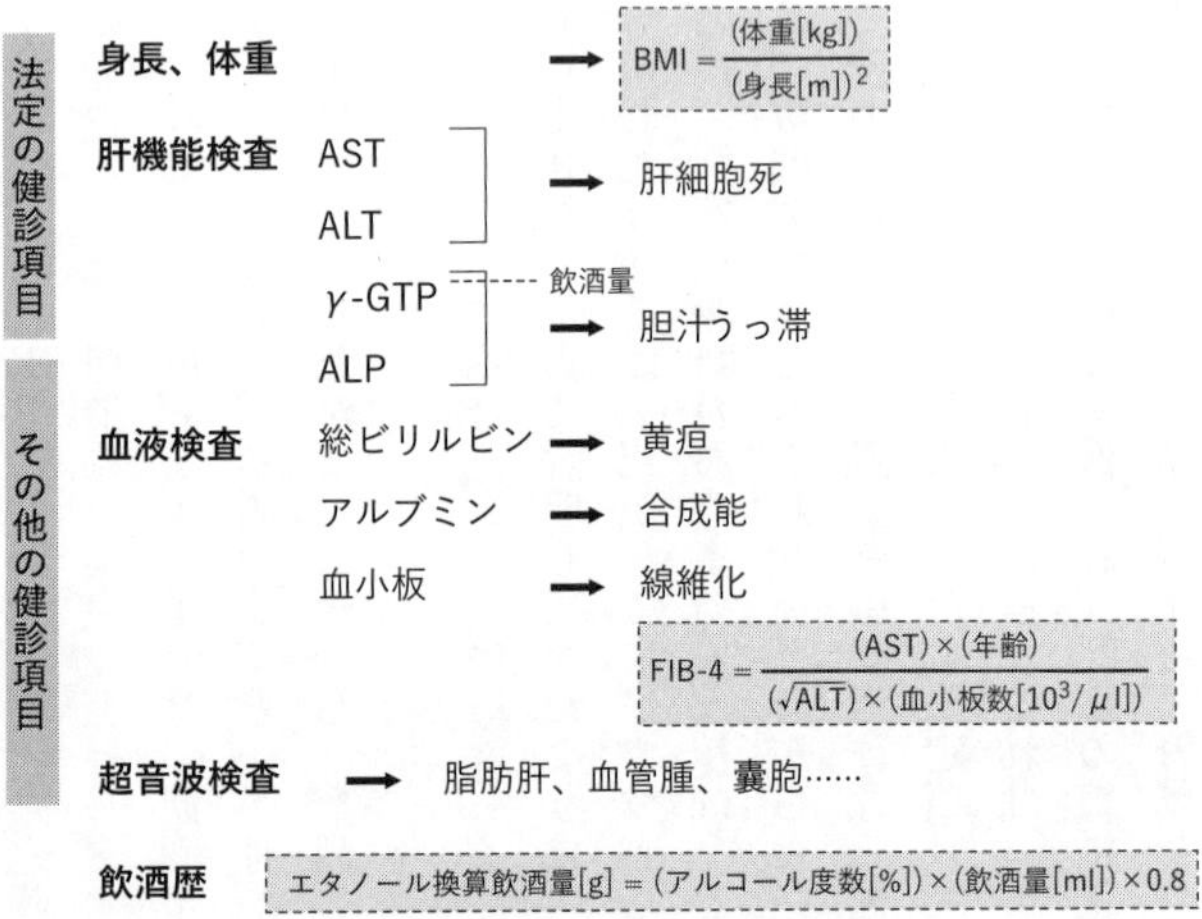

図50　健診結果からわかること

りますし、血小板の低下も、肝疾患以外でも血液疾患、免疫疾患などでも起こってきますので、即座に肝疾患とは断言できません。最近は、健診や人間ドックで、腹部超音波検査が行われることも増えてきています。脂肪肝やその他の肝疾患の診断の第一歩に有用です。

　もう一つつけ加えておきたいことは、健康診断で必ずチェックすることになっている体重と飲酒量の問診です。お酒を飲む人は、自身の飲酒量を過小申告しがちです。特に肝臓病で受診される患者さんの場合は、ご家族の方にお聞きする飲酒量と乖離《かいり》があることがしばしばです。第4章で、適切な飲酒量についてのお話をしましたが、自身の飲酒量を正確に把握しておくことは健康管理の第一歩です。また、体重も重要です。キログラム単位の体重をメートル換算の身長の二乗で割ったものをBMI（体格指数）といいますが、これが二五以上になっていれば、日本人の場合は明らかに肥満です。肥満や急激な体重増加がある場合は、脂肪肝になっている疑いが濃厚です。

FIB－4インデックス

肝臓の病気の進行度合いを反映する簡便な計算式にFIB－4インデックスというものがあります。ASTとALT、それから血小板数と年齢の四つの数字を用いて計算します。もともとは、C型肝炎の患者さんの線維化の進行度を反映する数式としてつくられたものですが、現在はさまざまな慢性肝疾患において、病気の進行度や発がん率の予測に有用であることが知られています。糖尿病は肝がんのリスクであるといいましたが、糖尿病患者さん全体でみると、年率の発がん率は〇・一パーセント程度、すなわち一〇〇〇人に一人くらいです。最近、日本肝臓学会と日本糖尿病学会は、共同の研究成果として、糖尿病がありFIB－4インデックスが二・六七以上であれば発がん率は〇・六パーセント、FIB－4インデックスが三・五以上であれば発がん率一・〇パーセント、すなわち一〇〇人に一人の確率になるということを報告しています。すこし計算がややこしいのですが、日本肝臓学会のホームページでは、数字を入力するだけで答えが出てくる計算サイトを公開しています。

肝臓を守るための五原則

末尾に、私なりに考えた「肝臓を守るためにすべきこと」を、箇条書きで五つ挙げておきます。

・一生に一度は、肝炎ウイルス検査を受ける

日本は肝炎ウイルスの感染者が比較的多い国です。B型肝炎は、一九八六年まで、母親から子どもへと代々引き継がれてきました。また、昭和世代の方々は、幼少期の予防接種の際に感染することもありました。C型肝炎だと、一九九〇年ごろまで、医療を介した感染のリスクが広くありました。以前は、肝炎ウイルスの職域検査をすることもありましたが、最近は個人情報の問題もあり、あまり積極的には行われていないようです。そのため、自ら検査を受けることが重要です。そして、意外とないがしろにされがちなのですが、その結果をきちんと確認し、把握しておくということが非常に大切です。人間ドックや健康診断で、せっかく肝炎ウイルスの検査をしていても、結果を確認せず対応しない、あるいは忘れてしまう

人が、かなりの数にのぼるという調査結果もあります。単に検査を受ける（受検）だけではなく、それを受診、受療につなげていく姿勢が大事です。バインダーなどに検査結果のペーパーを保存しておいて、かかりつけ医に持っていって相談するのもいいでしょう。

検査を受ける機会としては、人間ドックなどで検査項目を追加して受けることもできます。また、コラム9でお話しした肝炎対策基本法で定めているとおり、国は肝炎の検査を受けることを国民に推奨しており、さまざまな形で検査の機会を提供し、それにともなう補助をしています。自治体によっても対応が異なりますから、最寄りの保健所や役所にお問い合わせください。

・腹八分目を守り、太りすぎないようにする

最近増えているのが、生活習慣にともなう肝臓病です。原因はアルコールと過食です。二〇一九年の厚生労働省による「国民健康・栄養調査」を見ると、ＢＭＩが二五以上の人、いわゆる「肥満」の人の割合が男性で三三・〇パーセント、女性で二二・三パーセントにのぼっています。直近の一〇年間の推移を見ると、女性では大きな増減は見られませんが、男性では年々増加してきています。肥満者の半数以上が脂肪肝ですから、とにかく適正な体重を維持することが重要です。適正な体重は、ＢＭＩで二二前後です。まずは毎日、体重測定を

することから始めましょう。体重オーバーであれば、食事量を二割ほど減らすとよいでしょう。「なんとなく物足りない」くらいで切り上げるイメージです。それで順調に体重が減ればよいですが、減らないようだと、さらに食べる量を減らさなければなりません。その場合は、医者に相談してみるのがいちばんです。

運動も効果的ですが、「運動しているから食べてもよい」というロジックが成り立たないことは、第8章でも説明しました。肥満対策において、運動はあくまで補助であり、何より食事療法が大切なことは覚えておいてください。

・お酒はほどほどに

適正な飲酒量とされるのは、エタノール換算で一日およそ二〇グラム未満です。飲酒量をエタノール換算する方法は、「アルコール度数×飲んだ量（ミリリットル）×〇・八」なので、一日二〇グラムの飲酒量というのは、ビール（アルコール度五パーセント）であれば五〇〇ミリリットル（ロング一缶）に相当します。日本酒（一五パーセント）の場合は一六〇ミリリットル（一合弱）、ウィスキー・ジンなど（四〇パーセント）では六〇ミリリットル（シングル二杯）、ワイン（一二パーセント）の場合は二〇〇ミリリットル（ワイングラス二杯弱）、焼酎（二五パーセント）は一〇〇ミリリットル（コップ半分）、缶酎ハイ（七パーセント）なら三五〇ミリリットル（一缶）が目安になります。「意外と多いな」と驚いたり、「それだけか」と残念に感じたり、人それぞれ思うところがあるのではないでしょうか。

本書では、飲酒時に肝臓で起こっていることを詳しく解説しました。お酒を飲むときは、ぜひその内容を思い出していただき、ほどほどで切り上げてください。あなたがお酒を飲み終わったあとも、肝臓はしばらくのあいだ、あなたのために働いています。

なお、適正な飲酒量というのは、あくまでも健康な人を対象にしての話です。すでに何らかの肝障害を指摘されている患者さんの場合、禁酒が原則です。

・不要な薬や健康食品には手を出さない

日本人は、昔から「薬好き」といわれます。「からだにいい薬」なら、必要性はあまりなくても、一応飲んでおいたほうがよいだろうと考える人が多いのかもしれません。元来、健康に対する意識が高い国民性なのだと思います。しかし、薬物性肝障害の患者さんを診療する立場からすると、それが裏目にでるケースにしばしば遭遇します。

「クスリはリスク」という言葉もあります。必要な薬は、もちろん飲まなければいけません。それは、リスクとベネフィット（利益）で考えた場合に、圧倒的に後者に分があるからです。しかし、必要でない場合、ベネフィットがないだけでなく、リスクだけを背負うことになります。健康食品の場合も同様の考え方です。

たとえば患者さんの中に、ウイルス性の風邪なのに、抗生物質を出してくださいとおっしゃる方がいたとします。そうした場合でも、なぜ必要ないのか、医者がイチから説明すると、納得してもらえる場合がほとんどです。どういう必要性があって飲むのか、また飲まないとどんな困ったことが起こるのか、薬や健康食品を選ぶときは、リスクとベネフィットをご自身でもよく考えるようになさってください。

・気になる数値があったら、肝臓専門医を受診する

「正常性バイアス」という言葉があります。社会的な意思決定の際や災害時の私たちの行動に見られる認知バイアスの一種ですが、自分にとって都合の悪い情報を無視したり、過小評価したりしてしまう人間の特性のことを指します。私たちは「今ある状況がずっと続く」と考えがちで、往々にして「自分は大丈夫」「今回は大丈夫」「まだ大丈夫」などと思い込んでしまいます。

健康診断で、異常を指摘されたときも、同じような心理状態になることがあります。忙しい毎日の中で、健康診断で精査が必要と勧められても、「まあ、自分に限っては大丈夫だろう」「体調も悪くないし、この程度の異常なら昨年も指摘されていたしな」などと自分の中

で理由をつけて、具体的な対処を先送りしがちです。

血液検査でのＡＬＴの異常や、腹部超音波検査での脂肪肝の指摘は、肝臓病診断の大きな糸口です。ここまで読んでいただいた方には、これ以上説明する必要はないと思います。健康診断で引っかかったときは、ためらわずに肝臓専門医を受診し、アドバイスも受けるようにしてください。肝臓専門医は、全国で七〇〇〇名超います。それぞれの名前と所属施設は、日本肝臓学会のホームページに都道府県別に掲載されていますので、ぜひ一度ご覧ください。先送りしないことが「肝心」です。

おわりに

一〇年ほど前に、私たちの研究室で「肝臓のないマウス」をつくったことがあります。何も最初から、そのような特異なマウスをつくろうとしていたわけではありません。当時、私たちは、肝臓の細胞死の制御機構の研究をしていました。肝細胞が生存するためには、どのような分子が必要かということを調べるなかで、Bcl‐xLとMcl‐1という二つの分子が、肝細胞が生きていくために必要であることが明らかになりました。そのような研究の過程で、この二つの分子のないマウスがつくりだされたのです。

残念ながら、このマウスが生まれてくることはありませんでした。肝臓は、私たちが生きていくためには不可欠の臓器ですから、当たり前のことかもしれません。しかし、興味深いことに気づかされました。この二つの分子のないマウスは、母親のお腹の中では、出生の直前まで正常に育っているのです。

これは何を意味するのでしょうか。私たちが導き出した答えは、肝細胞は私たちの生存には必須ですが、胎盤が存在する胎児の時期には不要だということです。これは、からだを維持するために必要な「物質」を、胎盤を通じて母親からもらっているからです。胎盤を失った瞬間から、肝臓は私たちにとって必須の臓器になります。出生時に子供が泣き出すことを「第一啼泣《ていきゅう》」といいますが、その瞬間から肺呼吸が始まることは、みなさんよくご存じのことだと思います。胎内では、胎盤を通じて酸素と二酸化炭素の交換をしていた胎児が、自分の肺を用いて自力でガス交換をしないといけなくなる瞬間です。実はこの瞬間は、肝臓が胎盤に代わって「生体内のモノに関する恒常性の維持」を行うための必須の臓器になる瞬間でもあるのです。この活動は、私たちが死ぬまで絶え間なく続きます。

本書では、人間が肝臓というものをどのように認識してきたか、肝臓病がどのように発見されたのか、そして肝臓をめぐる現在の状況はどうなのかについて、お話ししてきました。食べ物や占いを通じた肝臓と私たちとのかかわりから書き起こし、肝臓に関する歴史的なできごとを綴っていく過程は、あらためて肝臓や肝臓病に対する認識がどのように変遷したかという経緯《いきさつ》を再考する機会にもなりました。

冒頭で掲げた「肝臓は何をする臓器なのか?」という問いかけに対しても、おぼろげながら輪郭をつかんでいただけたのではないでしょうか。この世に生まれ落ちて以来、肝臓は

「沈黙の臓器」ですから、たいていの場合何も語りませんが、母親の胎盤のように、あなたを守ってくれている存在です。ぜひ、大切にしていただければと思います。健康診断で引っかかったときや、何かおかしいなと感じたときは、気楽に肝臓専門医にご相談ください。

本書を楽しんでいただけたとしたら、著者として望外の喜びです。お付き合いくださいましてありがとうございました。

竹原徹郎

二〇二一年一二月

参考文献

第1章

スエトニウス著／国原吉之助訳『ローマ皇帝伝（上・下）』（岩波文庫、1986）
ヒポクラテス著／小川政恭訳『古い医術について——他八篇』（岩波文庫、1963）
小川鼎三『医学の歴史』（中公新書、1964）
梶田昭『医学の歴史』（講談社学術文庫、2003）
坂井建雄『医学全史』（ちくま新書、2020）
杉晴夫『栄養学を拓いた巨人たち』（講談社ブルーバックス、2013）
J. Duffin, *Lovers and Livers* (University of Toronto Press, 2005)

第2章

ウィリアム・ハーヴェイ著／暉峻義等訳『動物の心臓ならびに血液の運動に関する解剖学的研究』（岩波文庫、1961）
杉田玄白訳／酒井シヅ現代語訳『新装版　解体新書』（講談社学術文庫、1998）
J. E. Anderson, *GRANT'S Atlas of Anatomy* (7th edition) (Williams & Wilkins Co., 1978)

第3章

クロード・ベルナール著／三浦岱栄訳『実験医学序説』（岩波文庫、1938）

田川邦夫『代謝の栄養学』（TaKaRa、２００３）

第4章

夏目漱石『思い出す事など――他七篇』（岩波文庫、１９８６）
神奈川近代文学館　夏目漱石デジタルコレクション：https://www.kanabun.or.jp/souseki/

第5章

W.サンドリッター著／東京大学医学部病理学教室訳『図説　組織病理学　第5版』（医学書院、１９７８）
竹原徹郎『肝炎のはなし』（朝倉書店、２０２１）
T. M. Block et al. “A historical perspective on the discovery and elucidation of the hepatitis B virus”（*Antiviral Research* 131:109-23, 2016）
B. S. Blumberg, *Hepatitis B*（Princeton University Press, 2002）
S. M. Feinstone, “History of the Discovery of Hepatitis A Virus”（*Cold Spring Harbor Perspectives in Medicine* 9(5):a031740, 2019）
F. O. MacCallum, “1971 International Symposium on Viral Hepatitis. Historical perspectives”（*Canadian Medical Association Journal* 106(Spec Issue):Suppl:423-6, 1972）

第6章

日本肝臓学会編『肝癌診療ガイドライン２０２１年版』（金原出版、２０２１）
がんの統計編集委員会編『がんの統計２０２１』（がん研究振興財団、２０２１）

第7章

日本肝臓学会編『慢性肝炎・肝硬変の診療ガイド2019』（文光堂、2019）

A. Reuben, "My cup runneth over" (*Hepatology* 40(2):503-7, 2004)

第8章

日本肝臓学会編『肝臓専門医テキスト　改訂第3版』（南江堂、2020）

日本肝臓学会編『NASH・NAFLDの診療ガイド2021』（文光堂、2021）

竹原徹郎／持田智『Hepatology Practice（全5巻）』（文光堂、2013～2014）

竹原徹郎『肝臓病の update ――ウイルス肝炎と脂肪肝炎』（日本内科学会雑誌 108(3):408-415, 2019）

終章

日本肝臓学会・日本糖尿病学会共同声明　：http://www.fa.kyorin.co.jp/jds/uploads/JCH_JDS_pressrelease20210522.pdf

おわりに

H. Hikita et al. "Mcl-1 and Bcl-xL cooperatively maintain integrity of hepatocytes in developing and adult murine liver" (*Hepatology* 50(4):1217-26, 2009)

竹原徹郎（たけはら・てつお）

1959年，東京都生まれ．大阪大学大学院医学系研究科教授（消化器内科学）．1984年に大阪大学医学部を卒業後，第一内科入局．1993年，医学博士．1998-2000年，米国マサチューセッツ総合病院消化器科研究員（ハーバード大学医学部）．2011年から現職．2018年から日本肝臓学会理事長．2022年４月から大阪大学医学部附属病院病院長．専門：肝臓病学，消化器病学．

著書『OSAKA UNIVERSITY肝炎診療マニュアル』（編著，中外医学社，2013）
『肝疾患治療マニュアル』（共編，南江堂，2017）
『困ったウイルス肝炎パーフェクト対応ガイド』（共編，南江堂，2020）
『肝炎のはなし』（朝倉書店，2021）ほか

肝臓《かんぞう》のはなし
中公新書 *2689*

2022年３月25日発行

著　者　竹 原 徹 郎
発行者　松 田 陽 三

本文印刷　暁 印 刷
カバー印刷　大熊整美堂
製　　本　小泉製本

発行所　中央公論新社
〒100-8152
東京都千代田区大手町1-7-1
電話　販売　03-5299-1730
　　　編集　03-5299-1830
URL https://www.chuko.co.jp/

Published by CHUOKORON-SHINSHA, INC.
Printed in Japan　ISBN978-4-12-102689-7 C1247